# 100 preguntas
# sobre sexo

Manuel Fernández
Berta Fornés

ediciones
Lectio

Primera edición: septiembre de 2014

© Manuel Fernández y Berta Fornés

© de la edición:
9 Grupo Editorial
Lectio Ediciones
C/ Muntaner, 200, ático 8ª – 08036 Barcelona
Tel. 977 60 25 91 – 93 363 08 23
lectio@lectio.es
www.lectio.es

Diseño y composición: Imatge-9, SL

Impresión: Romanyà-Valls, SA

ISBN: 978-84-16012-05-3

DL T 990-2014

# ÍNDICE

# CAPÍTULO 1. SEXO Y SEXUALIDAD

# 01 / 100

# ¿QUÉ ENTENDEMOS POR SEXO Y SEXUALIDAD?

Iniciaremos nuestro viaje sexual por 100 preguntas tratando de aclarar dos conceptos importantes que veremos repetidos varias veces a lo largo del libro. En primer lugar, al hablar de *sexo* nos referimos al concepto físico de lo masculino y lo femenino, como si ambos formasen parte de una polaridad que va de uno a otro. Ambos sexos contienen los atributos anatómicos y psicológicos que la naturaleza pone a disposición del ser humano para vivir, interactuar y reproducirse. Por ahora estamos haciendo referencia únicamente a lo físico: el pene es un atributo del sexo masculino y la vagina es un atributo del sexo femenino. Además de lo visible y lo físico, el concepto de *sexo* también hace referencia al comportamiento humano, el cual depende, entre otras cosas, de la cultura en la que nos desarrollamos, de la época en la que nos toca vivir y de las características particulares de cada individuo. Aquí es cuando aparece el concepto de *rol de género*. Éste conforma el comportamiento esperado de un hombre o una mujer en un determinado momento histórico. Así, una mujer del siglo XIX, por idéntica que fuese sexualmente (físicamente) a una mujer de hoy en día, no se parecería en nada a ella en su comportamiento de género. ¿O acaso te imaginas a tu abuela o a tu bisabuela dirigiendo una multinacional? Mientras los atributos físicos de cada sexo permanecen inmutables generación tras generación, el comportamiento social de hombres y mujeres varía en cada una de ellas. De esta forma, podríamos definir el *sexo* como la suma de los atributos físicos del individuo junto con el comportamiento esperado por el hecho de ser hombre o mujer.

Por su parte, el concepto de *sexualidad* hace referencia a la parte "práctica" del sexo, la vivencia del sexo. Hombres y mujeres tenemos la capacidad de obtener placer y descendencia a través de nuestra interacción sexual. Así, aprendiendo a desarrollar nuestra sexualidad somos capaces de reproducirnos o, simplemente, de disfrutar física y emocionalmente relacionándonos. Y aquí es donde entra en juego la enorme variabilidad humana: cada uno tiene su personalísima forma de vivir la sexualidad, porque todos y cada uno de nosotros somos diferentes. Factores como la personalidad, la cultura, la sociedad o las ideas políticas y religiosas moldearán la vivencia sexual humana.

La unión de los conceptos *sexo* y *sexualidad*, además de constituir el eje central de este libro, es también el pilar de una disciplina médica y psicológica relativamente nueva: la sexología.

*Recuerda: el* sexo *nos diferencia a* hombres y mujeres *a nivel anatómico y* comportamental; la sexualidad *nos une en la interacción íntima.*

# 02 / 100

## INSTINTO: ¿SOMOS VÍCTIMAS DE NUESTRAS HORMONAS?

Por si a estas alturas alguien lo dudaba, somos animales humanos. Eso quiere decir que nuestra conducta está muy influida por la química interna de nuestro organismo, es decir, el instinto. Las hormonas y los neurotransmisores segregados por las diferentes glándulas de nuestro cuerpo provocan muchas de las reacciones afectivas y sexuales que vivimos.

Decir esto puede dar pie a malentendidos si no aclaramos que el hecho de que nuestro comportamiento afectivosexual esté influido por la química instintiva no significa de ninguna manera que seamos víctimas indefensas del instinto. Lo que diferencia al ser humano de cualquier otro animal es precisamente que sí somos capaces de aprender a modular el instinto y sus impulsos. Gracias a esto podemos convivir los unos con los otros.

Para ser más precisos, podríamos afirmar que el ser humano suele ser capaz de controlar su instinto durante la mayor parte del tiempo. Sin embargo, a ciertas edades y en ciertas situaciones donde la activación de la química afectivosexual es muy intensa, la voluntad de la persona se puede ver desplazada por el más puro instinto animal. Una de estas situaciones es el enamoramiento. Este arrebato pasional nos conecta con el instinto de fusión ancestral que anida en todo ser vivo y que ha permitido el florecimiento de la vida en nuestro planeta desde hace millones de años.

Cualquier comportamiento instintivo está mediado por ciertas hormonas (oxitocina, vasopresina, testosterona, etc.) y ciertos neurotransmisores (dopamina, serotonina, noradrenalina, etc.) que forman parte de un circuito neuronal del denominado *cerebro reptiliano*. Esta zona del cerebro es la más antigua genéticamente hablando y de ahí parten todas las respuestas que tienen que ver con el instinto de supervivencia: procrear, alimentarse, el ciclo del sueño, la sed, etc.

Pedro y Ana se conocieron hace diez años estudiando primero de carrera. Coincidieron casualmente en el mismo grupo de amigos y desde el primer momento se fijaron el uno en el otro. Algo había entre ellos que despertó el interés mutuo. Además de la acción de sus variables personales y su forma de ser, este interés se incrementó gracias a la activación de la secreción del neurotransmisor dopamina. Eran dos personas con formas de ser compatibles y la dopamina favoreció el acercamiento de ambos mediante las bromas y la actitud cómplice. Esto a su vez despertó la atracción mutua, lo que activó aún más la química entre ambos. Con cierta rapidez, la proximidad y la sensación de compatibilidad generaron la secreción de hormonas sexuales como la testosterona, que activaron el deseo sexual y les impulsó a mantener relaciones sexuales por primera vez, consolidando su vínculo. Así, la fuerte unión y la sexualidad compartida facilitaron la activación de la oxitocina, que a su vez contribuyó a incrementar el deseo de fusión amorosa en la pareja. Esta hormona fomenta, entre otras cosas, el transporte de los espermatozoides durante la eyaculación y las contracciones uterinas que incrementan la movilidad del esperma. En el momento en que Pedro y Ana se olvidaron del resto de la humanidad y se enamoraron el uno del otro fue cuando la hormona vasopresina inundó su cuerpo y actuó, junto a la dopamina, sellando el vínculo entre ambos. La necesidad de fidelidad y los fuertes lazos afectivos de la pareja surgen de este proceso. Este equilibrio afectivosexual potenciado por nuestra química interna puede durar hasta dos o tres años en su máximo esplendor y tiene una clara explicación evolutiva. Este período de máxima unión de pareja es el mínimo necesario para procrear y cuidar de la descendencia durante su fase más dependiente.

Vista la intensidad, podemos entender por qué en muchas ocasiones nos referimos al enamoramiento como un período de "enajenación mental transitoria", ya que al enamorarse la fusión de los amantes puede llegar a ser de tal envergadura, gracias a la acción de la química de nuestro cuerpo, que puede hacer perder la razón a la pareja. El instinto vence, en este caso, a la capacidad de razonamiento. Llegados a este punto es importante señalar que el factor edad y las experiencias previas son decisivos en la influencia del instinto en nuestra sexualidad. Cuanto más jóvenes e inexpertos somos, más potencia tiene la química de nuestro cuerpo para interferir en nuestro comportamiento sexual. A medida que cumplimos años y acumulamos experiencias, la capacidad de dominar nuestro instinto aumenta.

*Recuerda: pese a ser animales humanos, gracias a los años, la madurez y la práctica seremos capaces de dominar nuestras conductas impulsivas.*

# 03 / 100

## ¿CÓMO FUNCIONA EL PLACER?

El comportamiento de todo ser vivo se dirige, en su motivación más básica, hacia la evitación del dolor (y del peligro) y la búsqueda del placer. Este último podría definirse como la experimentación de sensaciones agradables mediante la satisfacción de ciertas necesidades y deseos. Sentimos placer al realizar las conductas básicas que tienen que ver con la supervivencia individual, como cuando bebemos agua tras pasar sed durante un rato, o cuando comemos y saciamos el hambre. Pero el ser humano, en su fascinante complejidad, también es capaz de obtener placer del sufrimiento, como cuando los alpinistas viven la satisfacción de coronar una cima tras el tedioso desgaste del ascenso.

Por supuesto, en lo que aquí nos ocupa, también experimentamos placer cuando vivimos nuestra sexualidad. Es lógico pensar que la naturaleza haya dotado de características placenteras a las conductas que favorecen la procreación. Si mantener relaciones sexuales resultase doloroso, es probable que no fuésemos tantos individuos en este mundo. Eso sí, hay que tener en cuenta que la manera que tiene cada persona de obtener placer sexual puede llegar a ser muy diferente. Unos pueden desear ser abrazados y tratados con cariño por su pareja, pero en cambio otros pueden buscar que se les domine o incluso que se les agreda para sentirlo. En este aspecto también somos cada uno un mundo.

El cerebro es el principal órgano responsable del placer, ya que se encarga de procesar los estímulos que provienen tanto del cuerpo como de la mente. Las terminaciones nerviosas repartidas por todo el organismo, y en especial las que se encuentran en la zona genital, envían la estimulación a los diferentes centros de percepción de nuestro cerebro. Así, el placer será el resultado de la activación de estos centros cerebrales, entre ellos del Área Tegmental Ventral (ATV). El ATV se conecta, a su vez, con otros centros encargados de activar las emociones, la memoria, el deseo, las fantasías, etc., convirtiendo la vivencia del placer sexual en una experiencia global de nuestro cerebro. Cuando las neuronas del ATV se activan al detectar la estimulación producida por una relación sexual, liberan el neurotransmisor estrella en la vivencia del placer, la dopamina. Este mensajero químico es el responsable de que sintamos en nuestras propias carnes la experiencia del gozo sexual. Una vez finalizada la relación entra en juego la serotonina, cuya misión es la de producir la sensación de satisfacción, tranquilidad y relajación posterior.

Sin embargo, hay que tener en cuenta que la repetición de cualquier estímulo placentero, sea cual sea, hace que poco a poco nos acostumbremos al placer que produce. Lo que en un principio era una novedad excitante puede acabar por saturar de dopamina nuestras neuronas y hacernos sentir menos placer. En efecto, las neuronas se habitúan a la dopamina producida por ese estímulo concreto y generan tolerancia. En consecuencia, poco a poco un mismo estímulo proporciona menor placer.

Éste es uno de los motivos por los que la sexualidad debe ser variada. Cuando los sexólogos recomendamos introducir variaciones en la vida sexual es precisamente para esquivar este fenómeno de saturación-habituación. Si hacemos siempre las mismas cosas, en los mismos sitios y de la misma forma, tarde o temprano la sensación de placer se reducirá, ya que la dopamina segregada no será suficiente para hacernos sentir placer. Muchas parejas descubren sorprendidas un nuevo mundo, que creían extinto, cuando se toman en serio la necesidad de cambiar los roles, las posturas, los rituales, etc.

*Recuerda: el placer es la vivencia de la satisfacción que crea nuestro cerebro. Sin embargo, su intensidad tiende a descender con la repetición. Deberás introducir variaciones en tu práctica sexual si quieres mantener un nivel de placer elevado.*

## 04 / 100

# AUTOEROTISMO: ¿CONOCES TU CUERPO?

Imagínate en un primer encuentro con alguien que te atrae. Os habéis visto varias veces, habéis intimado y llega el día en que queréis ir más allá. Puede que cuando llegue el momento haya una química perfecta entre los dos y todo vaya rodado. Sin embargo, en ocasiones no sabemos si le gustará lo que le hago, si lo hago bien o si respondo como él o ella espera. Puede ser que la forma de tocar, de acariciar, de lamer o de movernos resulte nueva y excitante para el otro, pero también puede ser insatisfactoria. Con cada nueva pareja hay que adaptarse, hay que reaprender, reacomodarse. Muchas veces tendemos a culparnos cuando vemos que el otro no responde a lo que le hacemos como esperaríamos, o le culpamos cuando lo que nos hace no nos satisface.

A partir de ahora, vamos a desterrar definitivamente el término *culpa* de nuestro vocabulario sexual y lo sustituiremos por el de *responsabilidad*. Cuando tu pareja te estimula de una forma que a ti no te acaba de gustar, ¿de quién es la responsabilidad? Tu pareja no puede leerte la mente. Tenemos que explicarnos, enseñar a nuestra pareja lo que nos gusta. No obstante, en ocasiones esto es un poco complicado, porque ni siquiera nosotros mismos sabemos cómo queremos que lo hagan. Aquí viene el segundo concepto: el *autoconocimiento*. Es importante conocerse a uno mismo para saber lo que nos gusta y lo que nos da placer y así poder transmitírselo al otro. Facilitemos las cosas. Son muy bonitas las películas en las que todo parece perfecto entre los dos protagonistas, pero la vida real no acostumbra a ser tan idílica. Tenemos la oportunidad de conocernos, descubrir experiencias nuevas, jugar y compartirlo juntos. Puede ser un aprendizaje mutuo muy enriquecedor, de modo que, si quieres que tu pareja sepa cómo tocarte, primero debes saberlo tú. Parece simple, pero en la práctica hay personas a las que esto les cuesta, no porque sea difícil, sino porque implica explorarse uno mismo, y en este punto es cuando puede entrar en juego la vergüenza, el pudor o pensamientos del estilo de "esto no está bien", "no debería", etc. Pensar así puede depender del ambiente en el que nos hayamos criado, pero podemos superarlo.

Centrémonos en lo práctico. A los hombres, la autoexploración les es menos necesaria, ya que tienen sus órganos genitales externos —pene y testículos— a la vista. En el caso de las mujeres el asunto es distinto, ya que sus órganos sexuales externos están más escondidos y no los vemos a no ser que los busquemos. ¿Cómo puede una mujer iniciarse en la autoexploración? Primera lección: trata de observar tus genitales externos con la ayuda de un espejo. Busca tu clítoris, tus labios mayores, menores, la uretra y la entrada de la vagina. Localiza el periné, situado entre la vagina y el ano, y el monte de Venus. Busca imágenes sobre ellos, verás que hay tantas formas y colores diferentes como mujeres existen. Segunda lección: toca con tus dedos suavemente todas las zonas que hemos ido nombrando, deslízalos muy despacito, nota los relieves, las texturas. Siente la agradable sensación de las caricias. Tercera lección: céntrate en tu clítoris, primero acarícialo suavemente, luego de una forma más intensa, con el dedo índice o con éste y el corazón, aumenta la velocidad progresivamente. Mueve tus dedos hacia delante, hacia atrás o en círculos. Ve descubriendo cómo te gusta más a ti. No hay prisa. Siéntete cómoda. Cuarta lección: introduce la punta de tu dedo dentro de la vagina. Empieza acariciando sus bordes y ve introduciéndolo despacito, mejor si está algo húmedo, puedes utilizar tu saliva o lubricante. Siente la humedad dentro, las paredes rugosas. Combina los últimos pasos con caricias, juega, no hay nada que perder y mucho que ganar.

*Recuerda: si quieres que tu pareja sepa cómo tocarte, primero debes saber hacerlo tú.*

# 05 / 100

## ¿DÓNDE ESTÁN NUESTRAS ZONAS ERÓGENAS?

Nuestra piel reacciona constantemente al medio externo. Si hace calor, los poros se dilatan para dejar que salga el sudor y así disminuir la temperatura corporal. Si hace frío, ocurre justo lo contrario, lo cual permite que el calor permanezca dentro de nuestro organismo. La piel capta los estímulos externos y reacciona en consecuencia. De hecho, cada centímetro de nuestra piel está surcado por muchísimas terminaciones nerviosas que envían la información desde la superficie hasta el cerebro. Posteriormente, a gran velocidad, el cerebro reacciona.

El sentido del tacto, propio de la piel, permite que nos adaptemos al medio en el que vivimos. Esa capacidad sensitiva tan desarrollada nos sirve además para percibir sensaciones muy placenteras. ¿A cuántas personas nos encanta que nos den masajes, cuántas mujeres adoran que sus parejas estimulen su cuerpo con tranquilidad y cuántos hombres se quedan dormidos como bebés mientras se les toca la espalda? La piel es el órgano más grande del cuerpo, no conviene desaprovechar su potencial.

En sexología se utiliza mucho la expresión "todo nuestro cuerpo es sexuado". El hecho de que la piel cubra todo el cuerpo y que a su vez sea tan sensible permite que su estimulación produzca sensaciones muy agradables si sabemos estimularla correctamente. Además, determinadas zonas del cuerpo tienen una capacidad particular, la de producir estimulación sexual despertando la excitación y el deseo. A éstas las denominamos *zonas erógenas*. Dichas zonas varían entre hombres y mujeres, y a su vez cada individuo particular tiene sus zonas erógenas preferidas. Otra característica importante de estas zonas es que se sensibilizan con el uso, es decir, cuanto más las estimulamos más y mejor responden.

*Zonas erógenas principales en el hombre*

El pene y los testículos son las principales. La estimulación de estas partes del cuerpo genera rápidamente una respuesta placentera debido a la gran cantidad de terminaciones nerviosas que poseen. Tengamos en cuenta que, cuantas más de estas terminaciones hay en una determinada zona del cuerpo, más sensible es al tacto. Si se estimulan el pene y los testículos de un hombre en una situación propicia de evasión y disfrute, la respuesta puede ser inmediata. En muchos casos la estimulación del ano puede tener también un efecto excitante en el hombre, pero suele ser una zona tabú, al ser un comportamiento socialmente atribuido a los colectivos homosexuales, así que si en alguna ocasión quieres estimular el ano a tu pareja, habladlo antes.

*Zonas erógenas en la mujer*

Como veremos a continuación, las zonas erógenas femeninas son mucho más numerosas que en el hombre. Al ser menos gruesa que la de los hombres, las mujeres tienen mayor sensibilidad en su piel y por tanto muchas más partes de su cuerpo son susceptibles de producir excitación sexual. Éste es uno de los factores que favorecen que la mujer disfrute tanto en los preliminares, ya que la intensidad y la variabilidad de sensaciones suele ser mucho más rica.

El monte de Venus, los labios mayores y los labios menores, el clítoris y la vagina son las principales.

En el caso de las mujeres existen muchas otras partes del cuerpo que también pueden desempeñar un papel importante como zonas erógenas: boca, cabello, cuello, nuca, hombros, espalda, vientre, muslos, pechos, nalgas, ano, etc.

En el hombre, estas zonas son menos excitantes, aunque hay mucha variabilidad, así que no las elimines a la primera y explóralas. De esta manera seguramente descubriréis sensaciones nuevas.

*Recuerda: cada persona es un mundo. Por tanto, además de las aquí descritas, tus zonas erógenas principales sólo las puedes descubrir tú.*

## 06 / 100

## ¿QUÉ SON LAS VÍAS ORGÁSMICAS?

Las vías orgásmicas son aquellas partes de nuestro cuerpo que, debidamente estimuladas, nos pueden llevar al orgasmo. La primera que hemos de tener en cuenta es la vía fundamental, la autopista sexual: el cerebro. Éste es el responsable de todo lo que ocurre a nivel sexual y se activa gracias a la estimulación que le llega a través de los cinco sentidos. Así, ver a una persona altamente atractiva, tocar a nuestra pareja, olerle, saborearle, escuchar una voz o un gemido son estímulos sensoriales que pueden resultar decisivos en la activación de la sexualidad. Además de la activación producida por los cinco sentidos, el cerebro se puede estimular también de forma autónoma a través de los sueños y las fantasías eróticas. Los primeros son involuntarios, pero pueden llegar a tener tal poder erótico que es normal que muchas personas tengan orgasmos durante el sueño. Por su parte, las fantasías suponen la activación voluntaria del cerebro y crean una historia mental sugerente que favorece y potencia la práctica sexual. Por tanto, hemos de tener muy en cuenta que, para disfrutar de una buena relación sexual, lo primero que debe estar activo y excitado es nuestro cerebro.

Tras la activación cerebral, ciertas partes de nuestro cuerpo toman el relevo en el camino hacia el orgasmo. En el caso de los hombres, las vías orgásmicas fundamentales suelen estar limitadas a la zona genital: pene y testículos. El frenillo y el glande, en el pene, son las zonas más sensibles. Además, la base del pene, el escroto (la bolsa donde se encuentran los testículos), el periné (zona situada entre la base del pene y el ano) y la zona anal (esfínter anal y próstata) tienen un papel muy importante en la estimulación orgásmica. Esta última suele estar vetada en la mayoría de los hombres, como veremos más adelante.

En el caso de la mujer, sus vías orgásmicas han sido objeto de diferentes explicaciones y teorías a lo largo de la historia. Si en el siglo pasado se creía que la mujer sólo llegaba al orgasmo gracias a la penetración vaginal, hoy en día está fuera de dudas el hecho de que la mujer suele tener mayor variabilidad que el hombre en sus vías orgásmicas. A nivel genital, la estimulación del clítoris directa o indirectamente durante la penetración y la estimulación del punto G suelen ser las vías orgásmicas preferidas por la mayoría de las mujeres. Tampoco hay que olvidar la activación sexual producida a nivel superficial por la estimulación de los labios mayores, los labios menores y la zona anal.

Para entender el protagonismo del pene y el clítoris como vías orgásmicas fundamentales hemos de tener en cuenta que ambos tienen la misma raíz anatómica. Si durante la gestación del feto se masculiniza la zona genital, ésta se desarrollará formando el pene y los testículos. Si el desarrollo fetal es femenino, la misma zona evolucionará conforme a la anatomía femenina generando el clítoris y los ovarios.

Además de las variables anatómicas, hay que tener en cuenta que nuestra sexualidad es plástica. Esto quiere decir que, gracias a la práctica, hombres y mujeres pueden sensibilizar otras partes de su cuerpo convirtiéndolas también en vías orgásmicas. Hasta ahora hemos visto cuáles son las vías principales en hombres y mujeres, pero hay que tener en cuenta que, una vez activada nuestra sexualidad de forma correcta, la práctica sexual nos puede conducir a desarrollar una sexualidad más personal, entendida como la vivencia única que cada individuo y cada pareja hace de su sexualidad.

*Recuerda: las vías orgásmicas son los caminos que te pueden conducir al orgasmo. El primero de ellos es el cerebro. Tras él, hay que buscar el orgasmo en la zona genital y, más adelante, lo podrás encontrar en zonas de tu cuerpo que descubrirás con la práctica.*

## 07 / 100

# ¿QUÉ OCURRE CUANDO NOS EXCITAMOS?

La excitación es la primera fase de toda relación sexual. De hecho, sin ella no hay sexo posible. Gracias a los cambios físicos y mentales que se ponen en marcha durante esta fase, la pareja se "pone a punto" para poder mantener relaciones sexuales. Ponerse a punto implica que se han de producir ciertos cambios en nuestro cuerpo que permitan una adaptación satisfactoria para el juego sexual.

Para entender bien esta fase, diremos metafóricamente que la excitación tiene lugar gracias al sistema de cables y cañerías que recorren nuestro cuerpo. Los cables serían el sistema neurológico, una red neuronal formada por el cerebro, la médula espinal y los nervios que recorre hasta el último rincón de nuestro cuerpo enviando información útil para nuestra supervivencia y bienestar. Si recibimos un masaje, la agradable sensación producida se transmite en milésimas de segundo desde la piel hasta el cerebro gracias a estos cables del sistema neurológico. Cuando el cerebro detecta la estimulación del masaje, genera la respuesta de bienestar que conocemos.

Por su parte, las cañerías serían el sistema vascular, formado por el corazón, las arterias y las venas, que se encarga del transporte y la distribución de la sangre a lo largo y ancho de todo nuestro cuerpo. Cuanta más sangre hay en una zona de nuestro organismo, más sensible es.

¿Cómo se ponen en marcha y se organizan estos dos sistemas para desarrollar la respuesta de excitación? Veámoslo con un ejemplo.

Imagínate a una pareja en un momento de intimidad. Están en su habitación, bajo una agradable penumbra, sentados en la cama uno enfrente del otro. Se desean. Sobre las mesitas de noche, a ambos lados de la cama, hay colocadas varias velas y suena una música muy agradable. Cuando empiezan a desvestirse, la visión del cuerpo desnudo del otro activa el sistema nervioso de ambos y un impulso nervioso llega al cerebro a través del nervio óptico. Éste, a su vez, reacciona ante lo excitante de la visión que tiene frente sus ojos. A partir de ahí el cerebro envía un impulso nervioso que recorre de arriba abajo la médula espinal, llega a la zona genital y se inicia la respuesta física de excitación. En este punto entra en juego también el sistema vascular, el cual activado por orden cerebral provoca la llegada de sangre a la zona genital. Al acariciarse y estimularse por todo el cuerpo, la pareja potencia la respuesta de excitación, por eso los preliminares son la piedra angular de las relaciones sexuales.

Durante la excitación, y debido a esta doble activación neurovascular, se produce la erección del pene, gracias a la entrada masiva de sangre. En el caso de la mujer se produce la lubricación vaginal y la intumescencia genital por la que llega sangre a la zona genital, y se produce un aumento de volumen y sensibilidad.

La respuesta de excitación sería como un baile en el que la pareja debe seguir una coreografía. Cada uno sigue su propio proceso, pero a la vez ambos se complementan yendo de la mano.

Conviene tener en cuenta que la respuesta de excitación suele ser más rápida en los hombres que en las mujeres. Por eso es importante no precipitarse y asegurarse de que ambos alcanzan un nivel óptimo.

*Claves para conseguir una buena excitación en pareja*

– Pregúntale qué le gusta: recuerda que tendemos a estimular al otro tal como nos gusta que nos estimulen a nosotros. Has de adaptarte a los gustos de tu pareja.

– Además de sentirte a ti y de buscar tu máxima excitación, ten un ojo puesto en tu pareja para ver en qué estado se encuentra.

– No te precipites en pasar de fase: si empezamos mal la relación es muy fácil que acabemos mal.

– Desconecta tu mente para que tu cuerpo fluya. Concéntrate en sentir a tu pareja y deja todos tus pensamientos y preocupaciones fuera de la cama. No te puedes imaginar hasta qué punto pueden interferir en la respuesta sexual de tu cuerpo.

*Recuerda: durante la excitación, tu cuerpo se prepara para mantener una relación, no te precipites y deja que sea tu instinto quien te invite a continuar.*

# 08 / 100

## ¿QUÉ ES LA FASE DE MESETA?

Tras los cambios producidos en la excitación, nos adentramos en la segunda fase de las relaciones sexuales: la fase de meseta. En la segunda mitad del siglo XX, el ginecólogo William Masters y su esposa, la trabajadora social Virginia Johnson, fueron los pioneros en el estudio de la respuesta sexual humana. A partir de sus investigaciones con cientos de parejas americanas concluyeron, entre otras cosas, que toda relación sexual se puede dividir en tres fases: excitación, meseta y orgasmo-resolución.

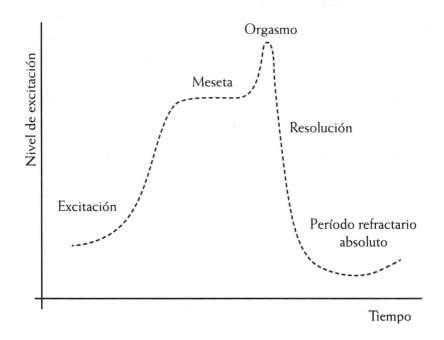

Si observamos el gráfico, la fase de excitación vista en la pregunta anterior implica el despertar y la activación del deseo, así como los cambios psicosexuales que permiten mantener una relación sexual placentera. A continuación, la fase de meseta constituye la consolidación de lo logrado en la primera fase.

Los cambios físicos que vimos durante la fase de excitación continúan y se intensifican en la fase de meseta. De este modo, aumenta la frecuencia cardíaca, la tensión arterial y se producen cambios en la respiración, pasando de una más suave a otra más entrecortada, llegando incluso al jadeo. Debido a la activación arterial producida, la tensión muscular aumenta y puede llegar a producirse un enrojecimiento de la cara y un aumento de la temperatura en ciertas partes del cuerpo. En el caso del hombre, a nivel externo lo más visible es la consolidación de la erección: el pene adquiere su máxima turgencia (dureza) y se produce la elevación de los testículos. En la mujer, la vulva y las mamas alcanzan su máximo nivel de tumefacción (hinchazón) debido al flujo de sangre que va llegando y se produce además la erección de los pezones.

Tras "calentar motores" y activarnos con la excitación, entramos en la fase de juego sexual de la meseta. Esta fase puede alcanzarse a gran velocidad cuando la química sexual es elevada. Sería pues al alcanzar este nivel sexual cuando la pareja que conocimos en el punto anterior se dispondría a iniciar el coito. Con una excitación suficiente, y buscando una postura sugerente, se produciría la penetración vaginal.

Durante el coito tiene lugar una estimulación del pene y de la zona genital muy intensa en el varón. Pero en ciertos casos la fase de meseta se termina de forma repentina cuando la estimulación alcanza un elevado nivel de intensidad en poco tiempo, lo cual impide el control de la eyaculación y del orgasmo. En estos casos es cuando hablamos de *eyaculación precoz*, a la que dedicaremos un punto completo más adelante.

En el caso de la mujer también se produce un aumento progresivo de la tensión muscular durante el juego sexual. Poco a poco, en la pareja va apareciendo la sugerente sensación de "no poder más". Esto se debe a que la tensión muscular está alcanzando su límite previo al desencadenamiento del orgasmo.

*Claves para disfrutar de un buen juego sexual en la fase de meseta*

— Para que la fase de meseta dure más tiempo, debéis intentar hacer unos preliminares largos y excitantes. Las excitaciones rápidas y pasionales suelen desembocar en coitos más breves.

— Innovad: cambiad las posturas inspirándoos en libros, películas o en vuestra propia fantasía. Cada cambio añade novedad a la relación coital y la novedad es un gran afrodisíaco.

— Déjate guiar por tu instinto, que sea él quien te empuje al coito y al juego sexual. Tu instinto sabrá indicarte el momento oportuno para cada fase.

— De la misma manera que te recomendamos durante la excitación: desconecta tu mente. Sólo así podrá aflorar tu instinto.

*Recuerda: para disfrutar de una buena relación sexual has de concentrarte sólo en el juego de pareja. Deja cualquier otro asunto fuera de la cama.*

# 09 / 100

# ¿QUÉ ES UN ORGASMO? ¿CÓMO SE PRODUCE?

Tras disfrutar de la activación del deseo en la fase de excitación y vivir plenamente el juego sexual en la fase de meseta, llega la culminación de la relación sexual durante el orgasmo. Éste constituye la descarga de toda la tensión sexual acumulada en las fases previas mediante contracciones de los órganos sexuales y de distintos grupos musculares del organismo. Como el cuerpo ha sido sometido a mucha activación placentera, llegado un punto necesitará descargarla para recuperar su estado basal. Esa descarga tiene dos caras: una puramente física, es decir, los cambios que se producen en nuestro cuerpo durante el orgasmo, y otra psicoafectiva, constituida por la vivencia personal que cada uno experimenta.

A nivel físico, durante el orgasmo en el hombre se contraen la próstata, los conductos deferentes y las vesículas seminales, favoreciendo la emisión de esperma en la respuesta de eyaculación, mientras que en la mujer se contraen la vagina, el útero y la zona perianal. También se pueden experimentar contracciones del tronco y de las extremidades. Además, durante el clímax la frecuencia cardíaca se dispara, la tensión arterial alcanza sus valores máximos y la respiración puede llegar a acelerarse tanto que se puede producir apnea (falta de aire) durante los segundos de mayor placer.

Tras el orgasmo aparece la cuarta fase de las relaciones sexuales: la fase de resolución, en la que el cuerpo retorna a su estado previo a la excitación. En esta fase, la sangre que se había acumulado en los genitales masculinos y femeninos retorna al torrente circulatorio a través del sistema venoso. Si el orgasmo ha sido intenso, la sangre saldrá más rápido gracias a las contracciones genitales, de modo que tras unos minutos el cuerpo puede volver a su estado normal.

A nivel vivencial, hoy en día tenemos muchos datos de cómo experimentan las mujeres sus orgasmos. Si hace un siglo el psiquiatra Sigmund Freud describía el orgasmo como resultado de la penetración vaginal, hoy en día sabemos a ciencia cierta que la mujer puede llegar al orgasmo por varias vías y que además cada una vive los orgasmos de una forma muy personal. De hecho, la vivencia orgásmica variará dependiendo de si se produce la estimulación del clítoris, del punto G o de la vulva. Pero además la calidad del orgasmo y su intensidad también dependerán del nivel de deseo, de las fantasías mentales y de la calidad de la relación con la pareja. En definitiva, el aprendizaje por medio de la práctica sexual permitirá a la mujer desarrollar su capacidad de respuesta orgásmica a lo largo de su vida.

En el caso del hombre, la respuesta sexual es más sencilla. Como sabemos, sus vías orgásmicas fundamentales son el pene y el ano. Este último no es aceptado por la inmensa mayoría de los hombres y por tanto esto reduce las vías orgásmicas en el hombre a una sola. Por otro lado, el hecho de que los genitales cuelguen del cuerpo y sean bien visibles, junto al ímpetu sexual del varón en la adolescencia, le permitirá familiarizarse desde bien pronto con su respuesta orgásmica.

*Cuáles son las claves para disfrutar del orgasmo*

– Lo primero es no obsesionarse con él. Si inicias una relación sexual con tu mente puesta en alcanzarlo, es fácil que no estés pendiente de la relación y, por tanto, bloquees o interfieras en el desarrollo del posible orgasmo.

– Ten en cuenta que el orgasmo aparece como resultado de una buena excitación y un juego sexual placentero. Así que si quieres conseguir buenos orgasmos ocúpate de desarrollar bien tu relación sexual desde el principio.

– Recuerda que no nacemos sabiendo. Especialmente si eres mujer, tu potencial orgásmico se desarrollará gracias a la práctica sexual. No tengas prisa, respeta tu ritmo y déjate ir.

*Recuerda: el orgasmo es una reacción de tu cuerpo ante la excitación y a la vez una vivencia personal placentera. No te preocupes por él, ya que mediante la práctica podrás llegar a desarrollarlo en todo su potencial.*

# 10 / 100

## LA ORIENTACIÓN SEXUAL: ¿CÓMO SE ESTABLECE?

Cuando nos referimos a la orientación sexual, hablamos de hacia quién se dirige nuestro deseo. Podemos sentirnos atraídos hacia personas de sexo diferente (heterosexualidad), del mismo sexo (homosexualidad) o de ambos sexos (bisexualidad).

El biólogo americano Alfred Kinsey estudió a fondo este tema durante la primera mitad del siglo XX, investigando con métodos estadísticos cómo se manifestaba el deseo sexual en hombres y mujeres. Era la primera vez que se hacía hasta ese momento, ya que hasta entonces la sexualidad no heterosexual había sido un absoluto tabú.

Tras su investigación, Kinsey concluyó que las personas nos distribuíamos a lo largo de una escala, llamada escala de Kinsey, que iba desde el grupo menos numeroso, el de los individuos completamente homosexuales, hasta el otro extremo más concurrido, el de los individuos completamente heterosexuales. Entre ambos se encontraba el individuo bisexual. Además, en esta escala se daba cabida también a personas que, siendo heterosexuales, podían tener cierta inclinación homosexual, ciertas fantasías, pero que no llegaban a poner en práctica. Con la aportación de Kinsey se establecía en la cultura colectiva la idea de que la diversidad sexual existe y, por tanto, se ampliaba el concepto de la orientación del deseo.

Hemos de recordar que las orientaciones homosexual y bisexual han padecido el estigma social durante muchos siglos. Esto se ha debido a tres causas fundamentales:

1) Son orientaciones del deseo minoritarias: abarcan entre un 3 y un 10 por ciento de la población, según los estudios. Cualquier minoría social, por el hecho de serlo, tiene una dificultad añadida

## Grados en la escala de heterosexualidad/homosexualidad que se presentan en el informe

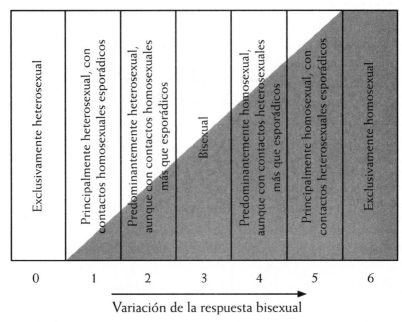

Variación de la respuesta bisexual

*Fuente: Wikipedia.*

para integrarse en la mayoría. Pero esto no es motivo suficiente para el estigma negativo.

2) La verdadera causa del estigma social es la atribución histórica, desde ciertos sectores sociales y religiosos, del concepto peyorativo y pecaminoso. Por tanto, si además de ser minoría estaban en pecado y eran perseguidos, el estigma social estaba servido.

3) En tercer lugar, se fue desarrollando una corriente médica y psicológica empeñada en "curar" la homosexualidad y la bisexualidad, con lo que además se añadía al estigma minoritario el concepto de *enfermedad*.

Desde finales del siglo XX, lejos ya del oscurantismo de otras épocas, se ha podido estudiar mucho más sobre cómo se establece la orientación sexual humana. Los últimos avances hablan de que ésta se desarrolla durante la gestación y posteriormente se manifiesta en la adolescencia. Durante la gestación, el feto está sometido a constantes cambios bioquímicos dentro del útero materno. Cada semana de esta fase es crucial en el desarrollo del feto, sobre todo las primeras, ya que en este proceso las hormonas, entre otros compuestos químicos, juegan un papel fundamental en el desarrollo funcional del futuro bebé, conformando su cerebro, su cuerpo y también su orientación sexual. Se ha detectado que ciertas zonas cerebrales responsables de la orientación del deseo son diferentes en tamaño dependiendo de si la persona es heterosexual u homosexual.

Son, de hecho, las variaciones en la bioquímica gestacional y no únicamente la genética las que establecen la orientación sexual, por eso padres heterosexuales pueden concebir hijos homosexuales y viceversa.

Gracias a estos avances se ha enterrado también la falsa idea de que la orientación sexual depende de la educación recibida, ya que durante mucho tiempo se creyó que, si a uno lo educaban bien, se desarrollaba como heterosexual, pero, en cambio, si no recibía una educación "correcta" podía convertirse en homosexual.

*Recuerda: la orientación sexual no se elige, se descubre.*

# 11 / 100

## ¿POR QUÉ HABLAMOS DE REVOLUCIÓN SEXUAL EN EL SIGLO XXI?

Podemos precisar mejor este punto diciendo que la auténtica revolución sexual en el mundo occidental tuvo lugar en el siglo XX. Hoy en día, ya en el siglo XXI, nos encontramos en la fase "post-revolucionaria".

Describir estos períodos como *revolucionarios* en el ámbito sexual puede parecer algo grandilocuente, pero si nos detenemos a observar lo que ha pasado en nuestra sociedad en estos últimos decenios veremos que el panorama ha cambiado como del día a la noche en este ámbito.

Hasta finales de los sesenta y principios de los setenta del siglo XX, la sexualidad de la pareja estuvo dominada por el sexo masculino. La mujer no tenía ni voz ni voto como sujeto erótico, era el hombre el que satisfacía sus necesidades y la misión de la esposa consistía en cuidar de su casa y de su prole, interpretando siempre un papel secundario. El hombre dominaba todos los ámbitos de poder en la sociedad, la política, la empresa, las instituciones y también en el hogar. Él era el rey de su casa por el simple hecho de nacer varón.

A partir de los setenta se produjeron en Occidente una serie de cambios sociales (entre ellos el conocido como Mayo Francés del 68, el movimiento *hippie*, el feminismo, etc.) que favorecieron un cambio progresivo en los valores tradicionales de hombres y mujeres. Se acuñó el término *liberación femenina*, refiriéndose al efecto liberador que supuso para la mujer la posibilidad de incorporarse al mercado laboral de forma masiva. Gracias, entre otros factores, a la presión de grupos feministas, poco a poco muchas mujeres dejaron de depender económicamente de sus maridos. A su vez otro mecanismo de liberación se ponía de manifiesto: a partir de los años setenta se fue extendiendo el uso de la píldora anticonceptiva, lo que permitió un control eficaz de la natalidad. De hecho, este avance médico daba la posibilidad de elegir el momento de la maternidad.

A medida que la mujer vencía las dificultades históricas, pedía también un hueco en el trono junto a su marido.

El proceso de consecución de la igualdad real entre sexos sigue en marcha, y hay que tener en cuenta, como intentan advertirnos muchas voces, que hombres y mujeres tenemos diferencias muy claras tanto a nivel biológico como a nivel conductual, pero aun así éstas no deben ser un pretexto para tolerar las desigualdades.

En resumen, hemos pasado en cuarenta años de una mujer sometida y en segundo plano a una mujer liberada y que se disputa la primacía social con el hombre, el cual, a su vez, ha pasado de reinar sin saber muy bien por qué a tener que compartir su trono.

En el plano sexual, que es el que nos ocupa, hemos de precisar que la mujer de los últimos cuarenta años ha vivido un cambio muy importante en su afirmación y en su vivencia sexual. La mujer de hoy en día sabe que tiene un potencial sexual muy importante y lo sabe porque tiene acceso a más y mejor información sexual. Por todo ello, le pide a su pareja que le dé placer. Éste es el punto clave: la mujer del siglo XXI reivindica su derecho al placer. A día de hoy, la sexualidad de pareja es, en cierto modo, un baile entre dos personas que buscan su satisfacción, ya no es un simple desahogo para el hombre como lo fue hasta el siglo XX.

La liberación sexual de la mujer ha generado una revolución sexual en el mundo de la pareja, ya que no todos los hombres han sabido adaptarse al rol de la mujer liberada del siglo XXI, no estaban preparados. Como dice el sexólogo Antoni Bolinches, muchos hombres del presente siglo están desconcertados. Se les educó para relacionarse con mujeres modosas y se encuentran con mujeres exigentes que demandan orgasmos (veremos en capítulos posteriores los efectos secundarios de vivir la sexualidad con exigencias).

Por tanto, ahora que nos encontramos en la era posrevolución sexual convendría bajar las armas y sustituir la batalla por la reconciliación, tanto en la cama como fuera de ella. Aceptando las diferencias y adaptándonos a los nuevos tiempos y a los nuevos roles podremos continuar en el camino de las relaciones entre hombres y mujeres.

*Recuerda: la liberación sexual femenina ha generado una revolución en el terreno afectivosexual de la pareja actual. En consecuencia, se abren nuevos horizontes relacionales para hombres y mujeres.*

# 12 / 100

## ¿CUÁL ES LA REGLA DE ORO DE LA SEXUALIDAD?

La regla de oro de la sexualidad fue ideada por el sexólogo catalán Antoni Bolinches como un "referente operativo", es decir, como una guía básica de comportamiento sexual. Esta regla está basada en los postulados humanistas, según los cuales la persona debe regular desde su parte madura su comportamiento vital. La regla de oro busca aplicar la madurez personal a la sexualidad y así conseguir una vivencia sexual plena, placentera y sin efectos secundarios personales.

Esta regla se estructura en cuatro principios de necesario cumplimiento:

1°. Haz todo lo que quieras.
2°. No hagas nada que no quieras.
3°. Hazlo siempre desde el deseo previo.
4°. De acuerdo con tu propia escala de valores sexuales.

### 1°. Haz todo lo que quieras

Este primer punto puede tener una doble lectura. En un primer vistazo parece que incite al sexo sin control y al desenfreno. Sin embargo, hemos de recordar que los cuatro principios de la regla de oro son de necesario cumplimiento, no son parte de una carta donde elegimos los platos que queremos, sino que más bien son un menú cerrado. La lectura correcta de este punto es que el hacer lo que uno quiere en sexualidad invita al individuo a conocerse, a defender su derecho a buscar la satisfacción sexual, a vivir de forma sana y espontánea el propio deseo y a evitar la represión sexual.

### 2°. No hagas nada que no quieras

A consecuencia del primero, nace el segundo punto. Como veremos más adelante en este libro, ir en contra de lo que uno quiere en sexualidad o hacer lo que en el fondo no desea hacer produce efectos secundarios personales y relacionales. Si sé pedir lo que deseo para mi sexualidad, también he de saber decir que no, he de poner límites. Si actuamos así, lo hacemos respetando nuestro instinto y por tanto favoreciendo la libre expresión de nuestra sexualidad.

### 3º. Hazlo siempre desde el deseo previo

En este punto ponemos toda la atención en el deseo, que no es otra cosa que la expresión espontánea del instinto sexual. Si cumplimos las dos máximas anteriores estaremos favoreciendo que nuestro deseo sexual fluya sin barreras y genere la chispa de la excitación. Tener relaciones sexuales desde el deseo previo favorece la vivencia sexual satisfactoria y actúa como protector frente a las disfunciones. Por tanto, este punto podría denominarse la *ley de oro* dentro de la regla de oro de la sexualidad.

Para ser más precisos, hemos de aclarar que no siempre el deseo será previo a la relación. Éste también puede activarse durante la fase de excitación o de meseta.

### 4º. De acuerdo con tu propia escala de valores sexuales

Los valores sexuales son nuestra guía de comportamiento sexual: ¿qué hago o qué no hago con mi sexualidad? A su vez, estos valores también incluyen el motivo: ¿por qué lo hago o por qué no lo hago? Todos debemos proveernos de valores sexuales informándonos cuando sea necesario, reflexionando y cuestionándonos mediante el diálogo interior, para poder actuar de forma coherente con nosotros mismos.

Imaginemos que Pedro le pide a su novia, Sara, acudir a un local de intercambio de parejas. Ella piensa que no le apetece demasiado la idea, ya que no entra dentro de su escala de valores sexuales, ella prefiere el esquema tradicional de pareja. Además de plantearse esta reflexión personal, desde sus valores deberá optar por aplicar el segundo punto, no haciendo nada que no quiera, transmitiéndole a su pareja la negativa razonadamente. Por su parte, Pedro deberá aprender que si uno quiere tener pareja hay ciertas cosas que no se puede permitir. Todo este proceso favorece la comunicación asertiva de la pareja y evita que Sara sufra los efectos secundarios del incumplimiento de la regla de oro.

*Recuerda: si cada uno de los miembros de la pareja cumple con la regla de oro, estaréis favoreciendo el correcto funcionamiento de la vida afectivosexual común.*

# 13 / 100

## ¿LO QUE A MÍ ME GUSTA ES NORMAL?

Ésta es una pregunta que muchas personas se hacen a sí mismas mientras descubren y exploran su sexualidad. Para poder contestarla hemos de partir de una premisa básica: los seres humanos somos a la vez iguales y diferentes entre nosotros. Esto parece una contradicción, pero no es más que la constatación de la gran variabilidad y riqueza de matices que ha alcanzado nuestra especie. En las diferentes sociedades en las que se ha agrupado el ser humano a lo largo y ancho del planeta, la cultura desarrollada ha generado costumbres y hábitos particulares. Esto ha permitido unir a grupos de personas bajo tradiciones comunes.

Cuando hablamos del concepto de *normalidad* solemos referirnos a dos cosas al mismo tiempo: por un lado, a lo que es estadísticamente más frecuente en un grupo social. Por ejemplo, es más normal (frecuente) ser diestro que ser zurdo. Pero, además, el concepto de *normalidad* también se puede utilizar de forma peyorativa o discriminatoria. Lo normal sería entendido en este caso como lo correcto. De esta manera, durante muchas generaciones se obligó a los zurdos a convertirse en diestros para volver a la normalidad (a lo correcto). Si a alguien le dicen que no es normal, puede sentirse ofendido, ya que no ser normal implica, según cómo se diga, un menosprecio.

En nuestra sexualidad ocurre lo mismo. A partir de nuestra infancia vamos impregnándonos poco a poco de aspectos de contenido sexual que nos ayudan a distinguir, dentro de nuestra cultura, entre un comportamiento que consideramos normal y otro que no. ¿Es normal hacer intercambio de pareja? Estadísticamente no, es algo poco frecuente, pero, ¿que sea poco frecuente implica que hacer intercambio de pareja sea algo negativo? ¿Cómo podemos saber si nuestro comportamiento, independientemente de que sea más o menos frecuente, está bien o mal? Para esto hemos de contrastar nuestras apetencias sexuales con la regla de oro que hemos visto antes, así sabremos responder a estas preguntas. Si nosotros y nuestra pareja sexual cumplimos con la totalidad de la regla de oro, cualquier práctica sexual será correcta y estará bien integrada, aunque sea minoritaria.

Por ejemplo, si lo que más excita a Héctor es hacer el amor con su mujer mientras ésta viste únicamente zapatos rojos con tacón de aguja, y esta práctica minoritaria cumple la con la regla de oro de ambos, su sexualidad es perfectamente normal (correcta).

Como somos iguales pero diferentes a la vez, todos los seres humanos podemos tener nuestras particulares "rarezas" sexuales. De hecho, todos somos raros porque todos podemos desarrollar nuestra originalidad. Por tanto, hacer uso de la regla de oro nos permite crear un marco de referencia con el que guiarnos a través de nuestra vida sexual, y así cada uno puede responderse a sí mismo las preguntas: ¿Lo que me gusta es normal (frecuente)? Y, siendo más o menos frecuente, ¿es correcto lo que hago?

La situación ideal en una sociedad avanzada como la nuestra sería que el referente de normalidad sexual se adaptase a los tiempos actuales.

*Recuerda: todos podemos ser raros en la vivencia de nuestra sexualidad porque somos diferentes. Lo importante es que, hagamos lo que hagamos, sea siempre respetándonos a nosotros mismos y a nuestra pareja.*

# 14 / 100

## ¿QUÉ ES EL FETICHISMO?

El concepto de *fetichismo* representa la potenciación de la respuesta sexual gracias a la fijación erótica que un individuo tiene con un objeto en especial. Esa fijación puede producirse con una parte del cuerpo, una prenda de ropa, una sustancia, etcétera. El vínculo erótico con el objeto se establece a través del aprendizaje, las experiencias tempranas y el desarrollo de la sexualidad en la adolescencia, asociándose a un incremento en el nivel de excitación.

El término *fetichismo* sigue despertando ciertos recelos hoy en día, pese a la liberación sexual del siglo XX, ya que durante muchos años ha permanecido asociado a ciertos aspectos negativos de la libido humana. Desde que se empezaron a publicar los primeros trabajos sobre sexualidad a finales del siglo XIX y principios del XX, la palabra *fetichismo* siempre apareció incluida en los textos sobre sexualidad patológica. Así, hombres y mujeres obsesivos o traumatizados, personalidades desequilibradas y pacientes recluidos en los antiguos psiquiátricos eran los máximos exponentes del fetichismo sexual. Por tanto, es comprensible que las personas "normales" mostremos ciertas reticencias al oír esta palabra.

Sin embargo, hay que tener en cuenta que todos tenemos nuestros fetiches o nuestras preferencias sexuales particulares. Y eso no significa en absoluto que padezcamos enfermedades o traumas. De hecho, el fetichismo, entendido como fijación erótica con un objeto determinado, podría distribuirse en la población a lo largo de un continuo, según el nivel de fijación y de exclusividad que supone el fetiche. Es decir, uno puede tener fetiches de mayor o menor intensidad. En un extremo se situarían las simples preferencias sexuales individuales que tiene la inmensa mayoría de la población y en el otro se encontraría el fetichismo más excluyente (y, por tanto, más negativo).

| Preferencias sexuales mayoritarias | Fetichismo excluyente |
|---|---|
| –Excluyente | +Excluyente |
| +Frecuente | –Frecuente |
| Comportamiento normal | Comportamiento parafílico |

Todos tenemos nuestras preferencias sexuales individuales y, por tanto, nuestras rarezas. Para la mayoría de los hombres heterosexuales los pechos se encuentran entre sus preferencias estrella a la hora de excitarse y llegar al orgasmo, pero también la zona genital, las caderas y los muslos. Otros se vuelven locos por los labios y los ojos, otros por las nalgas, otros por los pies...

A muchas mujeres les excita sobre todo la espalda y el torso de sus parejas, la boca, los hombros, los genitales, la expresión de la cara, la voz, etc. A otras, el hecho de que su pareja les susurre al oído puede serles suficiente para llegar al orgasmo mientras son estimuladas.

Por tanto, lo que queremos transmitir es que cada persona tiene sus preferencias sexuales estrella. Éstas serían la guinda del pastel de su relación sexual, su fetiche particular, y eso no es negativo, sino todo lo contrario. Si somos seis mil millones de personas en el mundo, pueden existir seis mil millones de preferencias o fetichismos individuales que incrementen la excitación.

El problema del fetichismo aparece cuando éste se vuelve excluyente. Cuando la excesiva fijación nos impide mantener una relación sexual completa y satisfactoria sin recurrir a él. Cuando se pierde la libertad y la posibilidad de innovación sexual. El hombre que sólo podía llegar al orgasmo cuando su mujer se ponía botas con tacón de aguja de 15 centímetros y de color rojo tendría un fetiche que podría ser perjudicial para ambos, si no fuese capaz de mantener relaciones sexuales con ella sin esa indumentaria. El matiz está en la palabra *sólo*, ya que eso quiere decir que su sexualidad se encuentra limitada por el fetiche.

Por tanto, si el fetiche forma parte de nuestro amplio abanico de prácticas realizadas dentro de nuestra vida sexual (cumpliendo la regla de oro), bienvenido sea. Si, por el contrario, nos limita y nos impide alcanzar la excitación y el orgasmo por otras vías, quizás tengamos un problema.

*Recuerda*: en el fondo todos tenemos fetiches o preferencias sexuales porque a cada uno nos pueden excitar cosas diferentes. La clave es que tu fetiche no limite tu sexualidad a una práctica determinada, sino que la enriquezca convirtiéndola en una experiencia variada.

# CAPÍTULO 2. MUJERES, HOMBRES Y SEXO

# 15 / 100

## ¿CÓMO FUNCIONA SEXUALMENTE UN HOMBRE?

El mecanismo sexual masculino se activa en la pubertad. En este período del desarrollo, su cuerpo y su mente se transforman poco a poco en los de un adulto gracias a la acción de las hormonas sexuales masculinas, conocidas como *andrógenos*. Entre ellas, la más destacada es la testosterona.

En esta fase no sólo cambia su cuerpo, sino también su comportamiento. En la mayoría de los casos, los chicos van adquiriendo los atributos sociales que los distinguen como hombres. Se trata de comportarse como lo hacen los demás chicos, es el llamado *rol de género masculino*. En este período, la competitividad varonil se acrecienta en todas las áreas de su comportamiento, intentando dejar bien clara su "masculinidad". Al hacerlo, la autoestima masculina se refuerza.

La presencia de los andrógenos determina en gran medida la vivencia y el comportamiento sexual. En primer lugar, las hormonas masculinas provocan un elevado ímpetu sexual, una característica sexual propiamente masculina que ha dado lugar a frases como: "Los hombres siempre están pensando en lo mismo". En ocasiones esta disponibilidad para el sexo está detrás de ciertas conductas sexuales de riesgo en las que, pese a tener la información sexual oportuna, muchos varones adolescentes pueden "perder la cabeza" en ciertos momentos. Así, los chicos jóvenes parecen estar siempre activos y preparados para responder a cualquier estímulo visual excitante. Es precisamente el sentido de la vista el que predomina a la hora de activar el deseo sexual masculino. Con sólo ver a una mujer atractiva, sin importar sus cualidades personales, la fisiología del hombre va a iniciar la respuesta de excitación que ya conocemos.

Otra característica típicamente masculina es la capacidad de separar el sexo y los sentimientos. Para ellos el sexo es una cosa y el amor, otra. De ahí que el hombre, en principio, no sea tan exigente como las mujeres a la hora de escoger pareja para pasar una noche. Así, en los pocos segundos que transcurren desde que ve a una chica desnuda y es mínimamente estimulado en sus zonas erógenas, su cuerpo se activará dispuesto al coito. El error será creer que a ella también le ha dado tiempo a estar lista.

A la hora de iniciar las relaciones sexuales, el hombre tenderá a tomar la iniciativa, su mente y su cuerpo así se lo piden, pero le encantará que en ocasiones sea ella quien lo haga, demostrándole que lo desea.

Tras el orgasmo, el hombre entrará en una fase conocida como *período refractario*, en la que el desgaste y el cansancio producidos por la eyaculación desactivarán temporalmente su respuesta sexual. A ojos de la mujer, esto puede ser interpretado como una falta repentina de interés, incluso puede sentirse tratada como un objeto sexual. El hombre rechazará cualquier estimulación femenina porque lo interpretará como una demanda sexual, cosa que para él es imposible hasta que se supere este período fisiológico.

A nivel afectivo, es curioso comprobar una vez más la separación que hace el hombre entre sexo y afecto. De hecho, es capaz de mantener relaciones sexuales a pesar de estar enfadado con su pareja o estresado por otros motivos personales. Es más, el sexo en el hombre tiene un efecto liberador del resentimiento, como si fuera una forma no verbal de solucionar los problemas o, al menos, de desconectar de ellos. Como decía una paciente que había entendido este mecanismo y lo usaba para su propio beneficio: "Yo sé que si me acuesto con mi marido, por muy enfadado que esté, consigo lo que quiero de él".

El hecho de que el hombre tienda a separar sexo de sentimientos no quiere decir que no quiera vivir relaciones afectivas completas. Será a través de la vivencia del deseo sexual cuando pueda surgir el afecto y el amor, dando lugar a relaciones maduras.

*Recuerda: el comportamiento masculino se caracteriza por la capacidad de separar el sexo de los afectos. Sólo si existe deseo previo podrá establecerse la relación.*

# 16 / 100

## ¿CÓMO FUNCIONA SEXUALMENTE UNA MUJER?

El despertar erótico de la mujer, al igual que el del hombre, se produce durante la pubertad. En esta fase, su cuerpo pone en marcha todos los cambios necesarios gracias al aumento de las hormonas sexuales femeninas: estrógenos y progesterona. Al mismo tiempo, el ciclo menstrual produce picos de estas hormonas, que afectarán al comportamiento sexual femenino y, en algunos casos, a su estado de ánimo.

Uno de los principales escollos en el desarrollo afectivosexual femenino será la aceptación de su cuerpo. La autoestima de la mujer está muy ligada, sobre todo en la etapa juvenil, al hecho de sentirse satisfecha con su cuerpo. Los cánones de belleza actuales ejercen un efecto muy negativo en algunas chicas jóvenes en fase de desarrollo. Si finalmente consigue quererse y aceptarse, y además de eso vive en una familia que acepta la sexualidad como algo natural, quizás se lance a descubrirse eróticamente. O, por el contrario, puede que prefiera esperar hasta encontrar a su pareja ideal.

Como podemos ver, ese ímpetu, esa prisa sexual de la que hablábamos en el hombre, no se da en el caso de las mujeres.

Durante su desarrollo, la mujer experimenta pensamientos relacionados con el sexo y tiende a comentarlos con su grupo de amigas. Sentirá deseo hacia el otro género (o hacia el mismo) y percibirá que en algunas ocasiones su cuerpo reacciona, generando humedad o cosquilleo genital. En este período es importante que se explore y conozca a fondo su zona genital.

A día de hoy, los roles sociales de hombres y mujeres han cambiado mucho si los comparamos con generaciones pasadas. Por su parte, el comportamiento sexual también ha cambiado, permitiendo una gran variabilidad en la expresión sexual individual, independientemente de su sexo. Aun así, podemos hablar de la existencia de ciertos patrones comunes que comparten la mayoría de las mujeres.

En muchas ocasiones, ver un hombre atractivo no será motivo suficiente para excitar a una mujer. Para ellas, separar el sexo de los sentimientos no es tan sencillo como para el varón. Si en el caso del hombre el sexo conducía al afecto, en la mujer es el afecto el que la conduce al sexo. Así, si él quiere que surja el deseo entre los dos, primero tendrá que enamorarla, y para conseguirlo deberá despertar en ella cierta admiración por él. La mujer se enamora si admira alguna característica de su pareja.

Cuando confluyan las dosis necesarias de amor y admiración, la vivencia sexual se abrirá paso. En las primeras experiencias sexuales, la mujer tenderá a comportarse de forma pasiva hasta que se sienta cómoda y descubra a su pareja todo su saber hacer. El nivel de deseo sexual femenino aumentará en los períodos en los que esté enamorada. Cuando se encuentre sin pareja, el deseo descenderá hasta mantenerse latente, oscilando al ritmo de las fases del ciclo menstrual. Sin embargo, el deseo puede incluso anularse cuando la relación de pareja va mal.

A diferencia del hombre, la mujer no deseará tener relaciones sexuales cuando se haya enfadado o cuando hayan discutido. En este aspecto, la parte relacional vuelve a ganarle el pulso a la parte sexual. Si la calidad del vínculo es buena, la sexualidad de la mujer se activará en todo su esplendor. Además, hay que tener en cuenta que para la mujer es muy importante mantener el amor romántico dentro de la pareja y disfrutar de relaciones sexuales en las que haya ternura.

La mayoría de las mujeres necesitará más tiempo para excitarse que los hombres, ya que su sistema hormonal funciona de forma diferente. Desconectar del entorno para centrarse completamente en el encuentro sexual también le llevará algo más de tiempo que a los hombres. Esto se debe a la menor cantidad de testosterona en la mujer. No obstante, ella disfrutará mucho durante todo el proceso sexual, sintiendo cómo se va acumulando la tensión muscular, que posteriormente podrá ser liberada en el orgasmo. Tras él, el deseo de seguir intercambiando muestras de afecto y ternura se mantendrá. Por este motivo puede sentirse mal si el hombre se da la vuelta en la cama y se duerme.

*Recuerda: la mujer tiende a unir el sexo a los sentimientos. Por tanto, para poder activar su zona genital primero hay que activar su corazón.*

# 17 / 100

## ¿POR QUÉ ES DIFERENTE EL PORNO PARA HOMBRES Y PARA MUJERES?

La inmensa mayoría de la pornografía que existe actualmente en el mercado está dirigida, voluntaria o involuntariamente, al público masculino. Es muy fácil entenderlo si partimos de lo que ya sabemos: la excitación masculina y la femenina siguen ritmos y tiempos diferentes. No obstante, en la industria del porno parece que sigue dándose por sentado que lo mismo que excita al hombre ha de resultar excitante también para la mujer. ¿Será porque desconocen estas diferencias intersexuales? ¿O será que a las mujeres no les interesa el sexo televisado y, por tanto, sólo se hacen películas para hombres?

Si nos fijamos, en las películas porno convencionales se suele tratar a la mujer como un objeto sexual al servicio del hombre. En ellas, la mujer está siempre dispuesta a practicar todo tipo de posturas en cualquier momento y con cualquier tipo de hombre con el que se cruce, sin establecer la más mínima comunicación. Además, los personajes femeninos suelen ser muy simples y las historias están escasamente desarrolladas, es puro sexo. Las escenas suelen ser explícitas, muy visuales y normalmente sin argumento, ya que la mayoría de los hombres no lo necesita para excitarse. Ellos buscan imágenes sugerentes de pechos, genitales y escenas de penetración por casi cualquier orificio. El hombre es muy visual en su excitación. Y si, además, él domina la escena interpretando el papel activo, todavía mejor.

En nuestra sociedad, las películas porno han sido una fuente muy común de información sexual para varias generaciones. De hecho, era el único modelo explícito que tenía el hombre para aprender a desarrollar la sexualidad de pareja. Y, obviamente, si el porno constituye nuestro modelo de aprendizaje sexual, no vamos por buen camino. En este sentido, muchos hombres crecieron creyendo que el sexo que excita a las mujeres es parecido al que aparece en las películas. Y aunque parezca mentira, esto sigue generando muchos malentendidos y mucha frustración sexual aún a día de hoy.

El porno al que estamos habituados no tiene en cuenta ni los gustos ni el ritmo de excitación femeninos. En este sentido, sabemos que un hombre puede estar excitado y dispuesto para el coito en cuestión de segundos, por tanto, ¿para qué perder tiempo con películas porno que dan demasiados rodeos? Por el contrario, para poder excitarse con una película, además de escenas con elevada carga sexual, la mujer también necesitará un argumento que parezca real y creíble, algo que dé solidez al relato y le permita identificarse con él. Para que le resulte excitante, el sexo ha de ser consentido, nada de verse utilizada como un objeto. Ella también quiere tomar las riendas en ocasiones y no ser únicamente un sujeto pasivo dedicado a complacer las fantasías masculinas. En una película porno que tuviese en cuenta al público femenino, los momentos de sexo duro deberían combinarse también con los más románticos, y el rol activo con el pasivo. La mujer puede excitarse sacando partido a todos sus sentidos, manteniendo conversaciones con carga erótica, y sentir en su propia piel la excitación al ver cómo los protagonistas se tocan. La clave para la mujer sería una película que se centrase en el placer y el deseo, alternando momentos de intimidad y erotismo con otros de pasión sexual desenfrenada en los que pueda excitarse, masturbarse, liberarse y, por supuesto, divertirse.

La pornografía dirigida al público femenino empezó a desarrollarse hace un par de décadas, gracias a que algunas mujeres que participaban en la creación de la pornografía masculina decidieron reivindicar el papel protagonista de la mujer creando un nuevo género dentro de estas películas. Desde entonces, el nuevo porno femenino no ha dejado de crecer y ganar adeptos entre el público femenino y también el masculino.

*Recuerda: debido a que la forma de excitarse de hombres y mujeres es diferente, la estructura y la trama de las películas porno también deberá serlo.*

## 18 / 100

# ¿POR QUÉ A LAS MUJERES LES GUSTAN LOS PRELIMINARES LARGOS?

Continuando con las particularidades sexuales masculinas y femeninas, podríamos comparar el proceso de activación sexual de la mujer con el funcionamiento de un gran avión Jumbo. Para que un avión de esas dimensiones pueda estar listo para el despegue, primero será necesario calentar los motores y verificar concienzudamente que todos los dispositivos funcionan correctamente. Tras ello, el avión se dirigirá lentamente a la larga pista de despegue que necesita para poder acelerar y alzar el vuelo. Eso sí, una vez en el aire, el avión podrá alcanzar grandes velocidades e incluso recorrer medio mundo gracias a su enorme autonomía de vuelo. Al despegue de todo el potencial sexual de la mujer se le denomina *juegos preliminares*.

La intimidad, las caricias, los lametones, los besos, los susurros cariñosos o las palabras soeces (según los gustos de cada una) van activando el cuerpo de la mujer durante esta fase, excitándola y potenciando su deseo. Uno de los procesos físicos más importantes que se producen antes del despegue sexual es la lubricación vaginal.

Conviene tener en cuenta que, en muchos casos, la mujer puede excitarse rápidamente, casi tanto como el hombre. Esto suele ocurrir en los primeros encuentros con una pareja altamente atractiva, en las relaciones pasionales extramaritales y, en definitiva, en aquellas situaciones en las que haya mucha tensión sexual acumulada.

Existen varios factores físicos que explican el papel protagonista de los preliminares en la sexualidad femenina. El primero de ellos es el factor hormonal que ya conocemos. La menor presencia de testosterona provoca que el ritmo de excitación sea más lento que en el caso del hombre. Por otro lado, la piel de la mujer es un 25% más fina que la del hombre, lo que la hace mucho más sensible al contacto físico. Por su parte, el campo visual femenino es más amplio que el del hombre, lo que favorece la percepción de todos los detalles secundarios de la escena. No se centran sólo en un detalle, sino que tienen en cuenta de forma sutil todo lo que les rodea. Por eso, además del contacto físico entre los amantes, la tenue luz de las velas y la música de fondo, todo aquello que contribuya a la preparación del escenario afectivosexual, tendrá un papel importante en la activación femenina. La estimulación de la mujer a través de sus cinco sentidos será bienvenida en esta fase.

A nivel afectivo, estos primeros momentos de la relación son básicos para que la mujer se sienta deseada y considerada, lo cual a su vez fortalece el vínculo de pareja. Todo lo que estamos viendo tiene una explicación evolutiva, ya que el hombre capaz de contener el ímpetu que le confiere su testosterona y adaptarse al ritmo femenino será un buen compañero, cuidador de ella y de su descendencia. Podemos afirmar que la satisfacción durante los preliminares sirve para mucho más que para la propia relación sexual del momento. De hecho, está determinando la idoneidad de la pareja. Cuando el hombre se adapta y se sincroniza a los ritmos de la mujer, está favoreciendo la secreción de oxitocina, que como ya sabemos sirve para consolidar el vínculo afectivo. De esta manera, los preliminares unen a la pareja afectiva y sexualmente, y esta unión favorece que la mujer desee mantener más relaciones sexuales. Recordemos que para la mujer sexo y sentimientos suelen ir de la mano.

*Recuerda: los preliminares son capaces de despertar el deseo sexual y a su vez fortalecer el vínculo de pareja. Cumplen un papel fundamental, así que no tengas prisa y préstales la atención que se merecen.*

# 19 / 100

## ¿POR QUÉ LA TRILOGÍA DE *50 SOMBRAS DE GREY* SE HA CONVERTIDO EN UN FENÓMENO LITERARIO?

La escritora británica E. L. James es la autora de la trilogía erótica más exitosa de la historia. De hecho, ha conseguido hacer lo mismo que únicamente logran los grandes chefs al crear un plato excelente: despertar las pasiones humanas. No en vano, el placer sexual y el placer culinario se transmiten a través de las mismas vías nerviosas, pero eso es otra historia. Lo que ha convertido el libro en un fenómeno social es el hecho de que la autora ha creado un plato literario redondo a partir de cuatro ingredientes sencillos, consiguiendo despertar el instinto sexual básico, y por tanto el máximo interés de sus lectores, principalmente mujeres.

INGREDIENTES

*1º. El caballero misterioso*

Grey es un personaje atormentado y misterioso, mientras que la protagonista femenina es una chica inocente e inexperta que queda completamente fascinada por sus encantos. Él, por su parte, arrastra muchas "sombras" en su historia vital que van desvelándose con cuentagotas a lo largo de la trilogía. Así se mantiene vivo el interés por el relato. Pese a sus dificultades, el protagonista ha sabido triunfar en los negocios, convirtiéndose en uno de los hombres más ricos y exitosos de su ciudad. Puede permitirse todo aquello que desee y se comporta (pese a sus rarezas) como un caballero. Esta actitud despierta una mezcla de temor y admiración en la protagonista, lo cual, por identificación y empatía con el personaje, se transmite también a las lectoras. Sabemos que la mujer tiende a enamorarse del hombre al que admira, de modo que esa mezcla de misterio y admiración constituye el gancho inicial tanto para la protagonista como para el público.

### 2º. Fenómeno sexual

Pese a la forma en la que expresa su sexualidad, en la que sus "sombras" han tenido un papel importante, el protagonista es un fenómeno sexual. Si todos los mitos sexuales que hacen temblar a los hombres se uniesen en un solo varón, ése sería Grey. Posee un pene enorme y duro como una piedra, un cuerpo perfecto y una potente musculatura. Siempre se encuentra dispuesto a mantener relaciones sexuales y es capaz de controlar su eyaculación a voluntad. Además, no se cansa, no tiene ningún impedimento a la hora de mantener varias relaciones sexuales seguidas. Es un ser perfecto en la cama. Y, lo más importante, su objetivo es disfrutar todo lo posible dando rienda suelta al instinto, viendo cómo ella descubre la sexualidad al máximo nivel.

### 3º. Comportamiento parafílico

El tercer ingrediente es el que confiere el toque más excitante a la historia. El protagonista actúa desde un rol de dominancia con ciertos toques de sadismo. Es decir, él es quien tiene el control sobre ella e incluso puede permitirse agredirla hasta cierto punto. A su vez, la protagonista femenina ha de adaptarse al rol sumiso e ir desarrollando ciertos rasgos masoquistas. De esta manera, ella le cede poco a poco el control, para que él haga lo que quiera (dentro de unos límites pactados).

La fantasía de dominancia-sumisión y, en sus casos más extremos, el comportamiento sadomasoquista, es una de las más extendidas entre el público femenino. A cierto número de mujeres les despierta interés sexual fantasear con el hecho de ser dominadas por el hombre al que admiran (y únicamente si lo admiran). Si bien es cierto que a otras será este punto el que más les incomode del libro.

### 4º. Salvar al protagonista

El cuarto ingrediente que planea sobre la historia es una cualidad muy femenina: intentar modular la forma de ser de la pareja. Ser especial entre todas sus anteriores amantes y la única capaz de curarlo. El objetivo es entrar en su juego para ayudarle poco a poco a superar sus problemas, con la mente puesta en poder disfrutar de su caballero sin sufrir sus sombras.

Esta historia constituye un buen ejemplo de porno femenino, en este caso de novela erótica. Su único riesgo, debido a la falta de educación sexual que padecemos, es que lo veamos como algo más que una extensa fantasía erótica imaginaria y lo convirtamos en un patrón con el que medir a los hombres o, en el caso de éstos, en un objeto de comparación de sus capacidades sexuales.

*Recuerda: Grey no existe, así que ni lo busques ni te compares con él.*

# 20 / 100

## ¿POR QUÉ LOS HOMBRES VAN "DIRECTOS AL GRANO"?

Los hombres y las mujeres hemos oído tantas veces este comentario que a estas alturas puede parecernos una frase hecha. De hecho, se suele emplear a menudo a modo de reproche, como una expresión crítica femenina hacia el comportamiento sexual masculino. Pero, ¿qué hay de cierto en esta frase? ¿Es sólo un simple reproche o tiene una base real que lo avala?

En sexualidad siempre hemos de explicar los comportamientos desde tres enfoques: por una parte, hemos de tener en cuenta las diferencias biológicas entre cada individuo. Cada uno vivimos el sexo a nuestra manera, somos únicos sexualmente hablando. Hombres y mujeres no se comportan igual entre sí por el simple hecho de pertenecer al mismo sexo.

Por otro lado, existen también diferencias sexuales claras por el hecho de ser hombre o mujer que se han ido definiendo a lo largo de los más de 200.000 años de nuestra existencia como mecanismos de supervivencia, adaptación y cohesión del grupo y la especie. Estas diferencias, científicamente comprobadas, se expresan tanto a nivel biológico como conductual.

Y, por último, el tercer enfoque a tener en cuenta sería el uso cultural que se hace de esas diferencias intersexuales: la interpretación social de los hechos. Esta interpretación puede distorsionar la realidad y derivar en situaciones y tradiciones de dominancia de unos sobre otros tan poco afortunadas como el machismo.

Desde un punto de vista biológico, el centro sexual humano se encuentra en el hipotálamo, un área neuronal situada en la base del cerebro. Aquí se localiza el centro de control de todas las funciones instintivas del ser humano (hambre, sed, etc.), entre ellas las relacionadas con la sexualidad. En ciertas partes del hipotálamo encontramos grandes cantidades de receptores de hormonas masculinas, principalmente de testosterona. El hecho de que haya receptores de esta hormona nos indica que esta área cerebral es muy sensible a las concentraciones de testosterona. De la misma manera que enchufamos la televisión a la corriente eléctrica para que funcione, la testosterona "enchufa" y activa el hipotálamo haciendo funcionar la sexualidad. Como nos cuenta Adolf Tobeña en su libro *El cerebro erótico*, está comprobado que el hipotálamo masculino es hasta dos veces más grande que el femenino. Además de esto, la concentración de testosterona es entre diez y cien veces mayor en los hombres que en las mujeres, dependiendo de la edad. Con estos ingredientes, tamaño del hipotálamo y concentración de testosterona, podemos explicar la mayor actividad y el mayor ímpetu sexual masculino. Este ímpetu provocará una tendencia natural en el varón a buscar la satisfacción de su deseo sexual: excitación, penetración y eyaculación. Instintivamente, yendo "directo al grano" el hombre está buscando eliminar el exceso de testosterona mediante la expulsión del esperma. Y como cuanto más joven es el hombre más testosterona producen sus testículos, es más probable que hasta los 40 años la tendencia a ir al grano sea elevada.

Lo dicho hasta ahora puede malinterpretarse como una justificación de la conducta del hombre: como su naturaleza le empuja a ser así, hay que acostumbrarse. Nada más lejos de nuestra intención. El hombre puede perfectamente aprender a modular ese instinto que le empuja a "ir al grano" y adaptarse al ritmo de su pareja. No olvidemos que los seres humanos llevamos muchos siglos aprendiendo a adaptar nuestra sexualidad para poder vivir en sociedad.

Si centramos nuestra mirada en la mujer, hay que destacar que experimentará variaciones en su nivel de deseo sexual dependiendo de la fase del ciclo menstrual en que se encuentre. Así, durante las dos primeras semanas del ciclo (cuando más testosterona hay en su sangre) puede sentir más deseo sexual y más atracción por su pareja que en las dos últimas semanas del ciclo. Por su parte, el deseo sexual masculino no varía a lo largo de ningún ciclo hormonal y tiende a mantenerse igual durante todo el mes.

*Recuerda: para lograr relaciones satisfactorias, se hace necesario reconocer nuestras diferencias, así podremos adaptarnos los unos a los otros y disfrutar juntos.*

## 21 / 100

# ¿POR QUÉ LOS HOMBRES SE DUERMEN DESPUÉS DEL ORGASMO?

La queja de que el hombre "desaparece" después de tener un orgasmo es muy común entre las mujeres. Tras una fase de excitación y de juego sexual intensa, en la que la mujer ha sentido a su hombre muy solícito y activo, la escena termina con él roncando y completamente "fuera de juego" tan pronto como eyacula, pasando de 100 a 0 en pocos segundos. Saber que esta pregunta tiene una contestación biológica puede ser de gran ayuda para quien ve en esto un problema de pareja. Muchas mujeres lo achacan al egoísmo de sus parejas, o a que los chicos "sólo van a lo que van". En definitiva, este asunto puede convertirse en una fuente de frustración y de desencanto afectivo.

Cuando el hombre eyacula, emite un fluido denominado *líquido seminal*. Este líquido está compuesto en un 10% por los espermatozoides, que son las células reproductoras masculinas. El 90% restante es el fluido en el que éstos se desplazan. Este fluido está compuesto por sales minerales, fructosa, enzimas y muchas otras sustancias orgánicas que se generan en vesículas seminales y glándulas uretrales. La función del líquido seminal es básicamente la de nutrir a los espermatozoides durante su viaje hacia el óvulo y protegerlos del ataque de las células defensivas del aparato genital femenino.

Durante el orgasmo y la eyaculación, las contracciones musculares expulsan a gran velocidad el líquido seminal fuera del cuerpo del hombre. Cada vez que eyacula, su cuerpo debe reponer todos los ingredientes que ha gastado y preparar así su sistema genital para la siguiente relación. Al cansancio físico de la propia relación sexual se une el producido por la reposición de todos los nutrientes orgánicos que formarán la próxima eyaculación. Éste es el llamado *período refractario*. No en vano en muchos deportes de élite está limitada la práctica sexual en las horas previas a la competición para no mermar las marcas de los atletas. Las concentraciones de los equipos deportivos también tienen, entre otras, esta finalidad.

El período refractario suele ser más corto cuando el hombre es menor de 30 años, aunque esto depende de cada individuo. No todos tenemos el mismo deseo ni la misma capacidad de recuperación, ya que cada persona cuenta con su nivel de libido particular. Como hemos dicho, por norma general un hombre joven puede estar dispuesto mucho antes a una segunda relación y, poco a poco, a medida que cumple años, su cuerpo va tardando más tiempo en recuperarse.

Además del desgaste propio de la edad y el consiguiente alargamiento del período refractario, puede entrar en escena el ritual de afecto posorgásmico. Si tras mantener una relación sexual la mujer sigue estimulando al hombre buscando únicamente cariño y afecto, éste puede interpretar sus muestras de afecto como una nueva demanda de sexo. Al encontrarse inmerso en el período refractario, el hombre puede rechazar automáticamente el afecto femenino, por ejemplo haciéndose el dormido.

Por lo tanto, conviene tener en cuenta que los ritmos sexuales de hombres y mujeres son diferentes, porque al conocer las particularidades de cada uno comprenderemos que el hombre necesita un tiempo de recuperación cada vez más largo después de las relaciones sexuales y que la mujer suele buscar contacto afectivo después del coito, sin querer por ello iniciar otra relación.

*Recuerda: tras la relación sexual el hombre suele necesitar descanso y la mujer, generalmente, afecto.*

# 22 / 100

# ¿POR QUÉ LE TENEMOS MIEDO AL SEXO ANAL?

Como vimos en el capítulo dedicado a las vías orgásmicas, la estimulación del ano durante el juego sexual permite llegar al orgasmo a muchos hombres y mujeres. Dentro del conducto anal existen multitud de terminaciones nerviosas que, debidamente estimuladas, pueden provocar una respuesta sexual, de la misma manera que ocurre al estimular el resto de la zona genital. Sin embargo, esta parte de nuestro cuerpo suele estar descartada de la vida sexual en la mayoría de las personas, sobre todo en el caso de los hombres heterosexuales. ¿A qué se debe esto? ¿Por qué nos permitimos estimular libremente todas las partes del cuerpo pero el ano es terreno vedado? Existen varios motivos que nos permiten entender el porqué:

*Falta de información sexual*

Como en nuestra sociedad aún no recibimos la formación sexual apropiada, las personas aprendemos como podemos a descubrir y a vivir nuestra sexualidad. La televisión, Internet, los amigos, las películas y los comentarios que oímos a nuestros padres constituyen las fuentes principales de información en las que bebemos desde jóvenes y que nos permiten formarnos una idea de cómo manejarnos en el terreno sexual. De hecho, un adolescente de hoy en día tiene más datos científicos sobre la biología o la física que sobre su propia sexualidad. Y esto ocurre en la época en la que su desarrollo sexual está en plena expansión.

Esta falta de información (y de formación) sexual hace que muchas veces aceptemos como verdadera una información que no lo es en absoluto. Ahí aparecen los mitos sexuales, información errónea que damos por válida y que en este libro vamos a tratar de clarificar.

*Rol de género*

Nos referimos al comportamiento socialmente atribuido a un hombre y a una mujer. Tengamos en cuenta que el juego sexual humano deriva del modelo reproductivo según el cual es el hombre quien penetra a la mujer para procrear. Por tanto, el hecho de que el hombre sea penetrado implica un cambio de paradigma radical. Sin embargo, hemos de tener muy claro lo siguiente: una cosa es el sexo encaminado a la procreación de la especie y otra el sexo dedicado al placer. Todos tenemos claro que para perpetuar la especie es imprescindible que el hombre penetre, pero la cosa cambia cuando nos referimos únicamente a dar y recibir placer. El hecho de que la mujer tienda a rechazar en menor proporción el sexo anal se explica gracias a que ella sólo tiene que cambiar un orificio por otro, aunque siga jugando el mismo rol.

### Atribución homosexual

Si se le pregunta a un hombre heterosexual si su zona anal suele formar parte de sus prácticas sexuales es muy fácil que responda: "No, yo no soy gay". El tercer factor decisivo que favorece el miedo al sexo anal es que tradicionalmente se ha atribuido esta práctica al colectivo de hombres homosexuales. Como los hombres no tienen vagina, el único orificio que queda para la penetración es el ano. Y como además el ano es muy sensible y puede favorecer el orgasmo, la penetración anal se convierte en una práctica estrella dentro de este colectivo.

Sin embargo, la clave de este asunto radica en que, debido a que los homosexuales han sido tradicionalmente marginados y tratados de forma peyorativa, todo aquello que se asocie con este público se ha convertido en algo negativo. Como la minoría homosexual no "ha gustado" a la mayoría heterosexual, sus prácticas sexuales tampoco gustan.

Detrás de la mayoría de los hombres heterosexuales que rechazan el sexo anal está el miedo a ser tomados (o a tomarse ellos mismos) por homosexuales.

¿Es por tanto nuestro objetivo aquí trasladar al lector que todo hombre debería probar la penetración anal? Nada más lejos de nuestra intención. Con su sexualidad uno sólo debe hacer aquello que considere oportuno siguiendo la regla de oro que hemos visto anteriormente. Nadie debe forzarse a practicar aquello que su instinto no le pida, sería un grave error. Pero en este caso hemos querido desgranar lo que hay de mito y de tabú detrás del miedo al sexo anal, para que a partir de ahí cada uno se sienta libre de elegir.

*Recuerda: el sexo anal no es más que otra forma de estimulación sexual que nos brinda nuestro cuerpo. Como siempre, decide si la utilizas reflexionando desde regla de oro de la sexualidad.*

# 23 / 100

# ¿TODA MUJER PUEDE SER MULTIORGÁSMICA? ¿Y LOS HOMBRES?

Conseguir experimentar uno o varios orgasmos durante las relaciones sexuales se ha convertido en un objetivo fundamental para muchos hombres y mujeres. De hecho, vivimos en una especie de "burbuja del orgasmo" en la que da la sensación de que, si no llegas con facilidad y con frecuencia, debes tener un problema serio.

Con la aparición de los métodos anticonceptivos y la progresiva liberación de la mujer en la segunda mitad del siglo XX, la forma de vivir la sexualidad en pareja cambió radicalmente. Hasta entonces al único a quien se le suponía el derecho a disfrutar del sexo era al hombre. Daba igual que durase mucho o poco, ni se hablaba de los preliminares, ni importaba que supiese estimular a la mujer o no, él era el protagonista y ella la actriz secundaria. Con este panorama, no es de extrañar que el orgasmo femenino ni siquiera figurase como figurante en esta película.

La sociedad actual ha cambiado mucho en este sentido. Ahora hombres y mujeres buscan (y muchas veces exigen) su placer, teniendo que adaptarse el uno al otro para conseguir el disfrute mutuo. Por fin contamos con relaciones igualitarias en la cama. No obstante, muchas veces da la sensación de que priorizamos la cantidad de orgasmos en lugar de la calidad de las relaciones. Ésta es la competición sexual en la que muchas personas viven hoy en día.

Teniendo en cuenta que cada mujer es un mundo, podemos asegurar que mediante la práctica sexual muchas de ellas podrán llegar a ser multiorgásmicas. Sin embargo, conviene no olvidar que el apogeo sexual femenino, es decir, el momento en el que se unen la suficiente experiencia y la sensibilización erótica, se da alrededor de los 35 años. Y precisamente debido a que toda mujer es un mundo, cada una de ellas experimentará los orgasmos a su manera. Algunas son capaces de llegar al orgasmo rápidamente, con relaciones fogosas donde la pasión alcanza su cénit con prontitud. Otras lo viven de forma más suave y sensual, sintiendo pequeñas descargas orgásmicas repetitivas. En otros casos se mantiene una excitación elevada muy placentera que bordea constantemente el orgasmo. Cada mujer tiene su patrón y su forma de vivirlo. ¿Cuál es el tuyo? Eso es lo primero que tienes que descubrir, tu forma particular de vivir el orgasmo. Tras descubrirlo y vivirlo, sin obsesionarte con él, estarás sentando las bases para poder llegar a ser multiorgásmica, pero eso ocurrirá (si es que tiene que ocurrir) sólo si te abandonas y dejas de perseguirlo. A esta capacidad se le denomina *plasticidad*, es la facultad que tiene nuestro cuerpo de responder a la estimulación a través de la práctica. De la misma manera que mediante el entrenamiento un pianista es capaz de aprender a coordinar todo su cuerpo para tocar el piano, cualquier persona puede desarrollar su potencial sexual a través de la práctica. Una práctica paciente y sin prisas.

En el caso de los hombres, la capacidad de tener orgasmos múltiples es mayor en la juventud, cuando la energía sexual se encuentra en su máximo esplendor. Como ya hemos visto, el hecho de eyacular supone un desgaste para el organismo masculino y el tiempo de recuperación, llamado *período refractario*, aumenta progresivamente con los años. Existen técnicas basadas en el tantra sexual que permiten al hombre separar el orgasmo de la eyaculación. A esto le dedicaremos un capítulo más adelante analizando los pros y los contras.

Por tanto, pongamos cada cosa en su sitio: el orgasmo puede ser la culminación de la relación sexual. Tengas uno o tengas varios, recuerda que lo que va a convertirlo en algo realmente placentero no será su cantidad, sino su calidad e intensidad, y esto va a depender de cómo hayas vivido cada una de las fases previas de la relación, de la primera a la última.

*Recuerda: si quieres experimentar el mejor orgasmo, no te olvides de vivir lo mejor posible todas las fases que le preceden.*

# 24 / 100

## ¿LAS MUJERES EYACULAN?

Durante el orgasmo, algunas mujeres pueden experimentar la emisión de fluido al exterior a través de la uretra, el orificio por el que sale la orina. A dicho fenómeno se le ha denominado *eyaculación femenina*. En la mayoría de casos la cantidad de líquido expulsado es muy pequeña, o incluso inexistente. Pero en ciertas mujeres éste puede ser muy abundante, tanto que puede llegar a empapar las sábanas. En estos casos es cuando las afectadas pueden vivir la situación como un problema importante y acuden al especialista preocupadas al creer que este fluido puede ser orina.

Sin embargo, al analizar el líquido se constata que no se trata de orina, ya que durante el orgasmo se produce un reflejo muscular que cierra el esfínter vesical, que es la compuerta que bloquea la salida de líquido desde la vejiga. Salvando algunos casos en los que pueda haber trastornos del suelo pélvico tras un parto o una intervención quirúrgica y en los que sí podría producirse cierto grado de incontinencia, ese líquido no se compone de orina.

¿De qué se trata entonces? Los componentes del fluido se asemejan mucho a las secreciones prostáticas del varón, pero curiosamente las mujeres no tienen próstata. En los hombres, la próstata se encarga de segregar el líquido prostático que sirve de alimento y protección a los espermatozoides durante la eyaculación. Obviamente, esto no tiene ningún sentido en la mujer. Sin embargo, alrededor de la uretra femenina se encuentran unos vestigios de glándulas similares a las masculinas. Su nombre técnico es el de *glándulas uretrales*, *parauretrales* y *conductos de Skene*, y segregan un líquido de las mismas características que el que segrega la próstata masculina. Por eso a estas glándulas se las ha denominado *próstata femenina*.

¿A qué se debe este fenómeno? En este caso ocurre lo mismo que en el desarrollo fetal del pene y el clítoris. Durante la gestación, la misma estructura situada en el feto aún por desarrollar evoluciona hasta convertirse en un pene en caso de presencia de hormonas masculinas. Por el contrario, se convierte en clítoris en caso de presencia de hormonas femeninas. Con la "próstata femenina" ocurre lo mismo: la estructura que se diferencia y se desarrolla hasta convertirse en una próstata en el feto masculino forma estas glándulas en el feto femenino.

Durante la relación sexual, a medida que aumenta el nivel de excitación, la uretra femenina se va hinchando gradualmente, y al ser estimulada durante la penetración a través de la cara anterior de la vagina, donde se encuentran estas glándulas, se produce la secreción de fluido.

Pero... ¿por qué algunas mujeres segregan más líquido que otras e incluso algunas ni siquiera segregan nada? La cantidad de líquido emitido durante el orgasmo dependerá del nivel de desarrollo y activación de estas glándulas. Hay mujeres que las tienen prácticamente inactivas. Por tanto, la eyaculación femenina dependerá del desarrollo particular y de la anatomía de cada mujer. No obstante, en algunas ocasiones la excesiva emisión de líquido sí puede ser causada por alguna alteración sin importancia, como por ejemplo la existencia de formaciones quísticas, las cuales favorecen el almacenamiento y la producción elevada de estos fluidos.

Podemos concluir que sí, que algunas mujeres eyaculan un líquido similar al de los hombres, pero obviamente sin espermatozoides incluidos. Forma parte de la respuesta particular de su cuerpo ante la estimulación sexual y el orgasmo. Si el hecho de eyacular te preocupa o crees que te ocurre en exceso, no dudes en consultárselo a tu ginecólogo, el cual podrá ayudarte a resolver todas tus dudas.

*Recuerda: la eyaculación femenina puede darse en muchos casos, es perfectamente normal y se debe a las secreciones que producen unas glándulas de tu cuerpo al ser estimuladas.*

## 25 / 100

# ¿EXISTE EL VIAGRA FEMENINO?

Desde que en 1998 nació la famosa "pastilla azul" para ayudar a los hombres a hacer frente a la temida disfunción eréctil, muchos laboratorios farmacéuticos se han embarcado en el desarrollo de una posible "pastilla rosa", su equivalente femenino. El objetivo es encontrar una solución a dos de los problemas sexuales que más afectan a las mujeres: la ausencia de orgasmo tras la fase de excitación y el trastorno del deseo sexual hipoactivo.

En los últimos años hemos asistido a repetidos anuncios sobre el descubrimiento del Viagra femenino. Cada uno con una presentación y un mecanismo de acción diferente: píldoras, parches de hormonas, cremas vasodilatadoras del clítoris, etc. Sin embargo, la mayoría de ellos han terminado siendo desautorizados. La propia compañía Pfizer (creadora del Viagra original) puso en marcha un ensayo clínico para probar el efecto del Viagra en mujeres. Aunque la píldora mejoraba los signos externos de excitación, no producía cambios ni en la vivencia subjetiva del placer ni en lo referido al nivel de deseo.

Todos los intentos de feminizar el Viagra han fracasado, debido a que la sexualidad de la mujer y la del hombre son diferentes. Es más, el deseo sexual femenino es mucho más complejo que el masculino, y su pérdida o disminución obedece a múltiples factores, tanto orgánicos (entre ellos hormonales) como psicosociales. Esta amplia variabilidad hace muy compleja la tarea de dar con una fórmula que sirva a la mayoría de las mujeres.

Actualmente, la Tefina se encuentra en fase de estudio en Australia y Canadá. Se trata de un aerosol que aumenta el grado de excitación en las mujeres mediante la inhalación de una dosis de testosterona dos horas antes de mantener un encuentro sexual. La duración del efecto es de seis horas. Al tratarse de un medicamento a demanda, se podrían evitar múltiples efectos secundarios derivados del uso continuado y que sí podían presentarse con otros medicamentos. De esta manera, efectos como el acné, la voz grave, el aumento del vello corporal y del peso, todos ellos debidos al uso continuado de testosterona, no tendrían por qué aparecer.

Este aerosol, que también ha sido rápidamente bautizado como posible Viagra femenino, parece que logra aumentar el deseo sexual y las fantasías. Además, amplía la posibilidad de alcanzar el orgasmo al incrementar el flujo sanguíneo en el área pélvica.

Todo este asunto encierra grandes dosis de polémica y, por supuesto, de negocio. Hay quien defiende que ciertas dificultades sexuales son, en parte, una creación ficticia de las industrias farmacéuticas para aumentar sus beneficios creando falsas necesidades. Para conseguirlo, y dejando de lado la complejidad de la sexualidad femenina, tratan de equipararla a la masculina. Así, buscar la solución a un problema sexual en un producto farmacológico puede convertirlo erróneamente en un desorden médico. Sería algo así como: "Tenemos la pastilla, por tanto, tenemos la enfermedad".

Siguiendo esta línea, vincular el trastorno orgásmico y la disminución del deseo femenino con un problema únicamente orgánico puede distraernos de las posibles causas reales, que en la mayoría de ocasiones son psicológicas, sociales o relacionales, y que por tanto requieren otro tipo de tratamientos. La acción inmediata de una píldora implicaría que los demás factores que contribuyen a los problemas sexuales podrían pasar inadvertidos. Si una mujer ha perdido el deseo por culpa de sus problemas laborales, familiares o por una acumulación de estrés y de cansancio, ninguna píldora va a ser la respuesta a dichas dificultades.

No obstante, el Viagra femenino sí tendrá su sitio como herramienta terapéutica. Será cuando exista un bajo nivel de deseo sexual o un retraso en la excitación teniendo una buena relación de pareja, una buena calidad de vida y una buena salud. Es decir, cuando el trastorno sí obedezca a una causa orgánica.

*Recuerda: el deseo sexual femenino es diferente del masculino. Por tanto, los problemas del deseo también tendrán soluciones particulares.*

# CAPÍTULO 3.
# CUANDO LA SEXUALIDAD ES COSA DE DOS

# 26 / 100

## ¿CÓMO DAR EL PRIMER PASO?

Alberto, un joven profesional de 30 años, está disfrutando de una noche de viernes en compañía de sus amigos. Después de cenar han decidido tomar algo en un *pub* como parte de su rutina semanal para desconectar del trabajo. Alberto es un chico medianamente seguro de sí mismo, está bien considerado en la empresa de Internet en la que trabaja y es un apasionado de su equipo de fútbol. Lleva tres meses soltero, desde que se terminó la relación con su última novia. En un momento de la noche, se dirige a la barra a pedir una copa y durante el breve trayecto descubre a una chica morena muy guapa, que también está divirtiéndose con sus amigas. Él la mira al pasar y sigue su camino. Mientras espera a que le sirvan, vuelve a observarla y entonces ambos cruzan las miradas: "Qué guapa es", se dice a sí mismo. En ese mismo instante siente la aparición de un ligero temblor en su cuerpo que va en aumento mientras vuelve con su copa. En su interior siente una fuerza cada vez más intensa que le empuja a buscar un acercamiento hacia ella. Todos sus amigos siguen hablando, pero él ya está en otro planeta. "¿Me acerco a hablar con ella?", "¿qué le digo?", se pregunta. Mientras esto y otras muchas ideas pasan por su cabeza, su temblor va transformándose poco a poco en un terremoto de nivel 5 en la escala de Richter, y subiendo. Si se acerca a ella, puede llevarse una decepción, y a nadie le gusta sentirse rechazado, o quizás sea la ocasión y tenga suerte. "¡Qué dilema!", "¿qué hago?", piensa. En estos momentos es cuando suele hacer acto de presencia la inseguridad personal: "¿Le gustaré?", "¿y si no soy su tipo?", "¿y si me rechaza poniendo cara de asco?", "tendría que ir más al gimnasio, me he abandonado un poco últimamente".

Durante el resto de la noche, Alberto sigue tratando de intercambiar miradas cortas y disimuladas pero directas con la guapa morena. En un momento dado, ella se acerca a la barra y Alberto, sin pensárselo dos veces, en un arranque de decisión se aproxima a ella y se sitúa a su lado: "¡Hola!", le dice.

Dar el primer paso es una preocupación tan antigua como la propia humanidad. Se trata, en definitiva, de establecer un contacto personal entre dos seres mediado por cierto nivel de atracción mutua.

En las librerías existen decenas de manuales que ayudan a hombres y mujeres a prepararse para esta situación. Y en todos los libros sobre seducción se señalan dos ideas básicas: la primera es la de perder el miedo al fracaso. Hay que tener bien claro que un acercamiento frustrado no significa nada sobre uno mismo. Ni se es menos hombre, ni menos mujer, ni menos válido al recibir un "no" por respuesta. Al contrario, cuanto más se practica, mejor se hace. De hecho, hay que tener en cuenta que dar el primer paso es algo parecido a jugar al póquer: no tenemos ninguna seguridad en obtener el premio deseado. Por tanto, la primera premisa es la de desdramatizar, no pasa nada, así que no dejes que la inseguridad te bloquee y juega tus cartas.

La segunda idea común en todos los libros de seducción es la de tener en cuenta las diferencias psicobiológicas entre hombres y mujeres a la hora de establecer un acercamiento. Por norma general, un hombre, movido por su ímpetu hormonal y su decisión, tratará de ir más rápido que una mujer, la cual suele necesitar más datos que el simple atractivo físico para querer un acercamiento. Por tanto, según la segunda idea, el hombre debe contener la prisa que lo empuja a conquistar rápidamente para adaptarse al ritmo de la mujer: la prisa puede precipitar el fracaso.

Además, hemos de tener en cuenta que los roles de hombre y mujer van cambiando poco a poco. Si antes era casi siempre el hombre quien daba el primer paso, hoy en día la mujer también se lanza e intenta acercarse al hombre que le interesa. Pero cada uno lo hace a su manera, a su ritmo. Si conocemos (gracias, entre otros, a libros como el que tienes en tus manos) las particularidades afectivosexuales y educativas de hombres y mujeres, podremos adaptar y entender mejor nuestras estrategias de acercamiento.

*Recuerda: seas hombre o mujer, desdramatiza y lánzate, un arte como el de la seducción sólo se domina desde el conocimiento de nuestras diferencias y la experiencia de la práctica.*

# 27 / 100

## ¿QUÉ ES EL ACOPLAMIENTO SEXUAL?

Para entender de forma clara qué significa acoplarse sexualmente, usaremos como analogía el funcionamiento de una cerradura y su llave. En el mundo existen millones de cerraduras diferentes y cada una funciona con su llave específica. Cada llave debe tener una forma particular para acoplarse perfectamente a la cerradura y así poder abrir o cerrar la puerta. De hecho, el más mínimo error de forma impide accionar el mecanismo. En el caso de las llaves y las cerraduras, el funcionamiento correcto sólo se producirá si se da el 100% de acoplamiento entre unas y otras.

Al principio, toda pareja que empieza su vida sexual pasa por una fase de acoplamiento, en la que se establece si son compatibles sexualmente el uno con el otro, es decir, si la química funciona bien entre los dos en el aspecto sexual y si son capaces de satisfacerse. A diferencia de las llaves y las cerraduras, los seres humanos no hemos de ser 100% compatibles necesariamente para poder formar parejas sexuales satisfactorias y bien acopladas, nos basta con mucho menos. De este modo, si la pareja supera esta fase inicial podrá accionar los resortes sexuales de ambos, pero si no, se verán obligados a seguir caminos distintos.

¿En qué aspectos hemos de acoplarnos? ¿Qué variables pueden afectar al acoplamiento sexual en una pareja?

*1º. Tamaño de los genitales*
Unos genitales demasiados grandes o demasiado pequeños pueden dificultar la relación sexual e impedir el acoplamiento.

*2º. Disfunciones sexuales*
Padecer cualquier disfunción sexual puede impedir el correcto desarrollo de las relaciones, ya que impide la naturalidad de la expresión sexual.

### 3º. Miedos o bloqueos

Éstos pueden inhibir la espontaneidad sexual de la misma forma en que lo hacen las disfunciones sexuales.

### 4º. Excitación y estimulación

Si la intensidad de la excitación y la calidad de la estimulación no son adecuadas, el desarrollo de la relación sexual puede ser insatisfactorio para uno o para ambos.

### 5º. Rituales

Al hablar de los rituales nos referimos al "guión" que a cada uno le gusta seguir dentro de las relaciones sexuales. Como cada persona es única, cada uno desarrolla sus vías de excitación y de juego preferidas, y éstas a su vez deberán ser compatibles con las de la otra persona para que a los dos les apetezca jugar juntos. Por ejemplo, si a Lucía le excita llevar la iniciativa y gritar de forma enérgica durante la relación sexual, Álvaro, a su vez, puede vivir esto como una situación incómoda, ya que no se siente suficientemente excitado interpretando un papel pasivo. Esta divergencia de rituales puede ser motivo suficiente para interferir en el disfrute y, por tanto, en el acoplamiento.

El hecho de que dos personas se atraigan no es suficiente para acoplarse bien sexualmente el uno con el otro. La atracción inicial es únicamente la chispa que enciende la pasión. Para que esa pasión genere un fuego estable, la pareja ha de ser mínimamente compatible a nivel sexual para favorecer el disfrute de ambos y facilitar su acercamiento. Si los dos disfrutan juntos, es lógico pensar que quieran repetir, y a fuerza de repetir podrán crear un vínculo sexual.

Una vez acoplados y con la sensación de que la cosa puede ir bien entre los dos, aún no lo tenemos todo ganado. Justo después de un acoplamiento satisfactorio empieza la integración de dos formas de ser, de dos libidos distintas, de dos personas que al fin y al cabo no son idénticas, muchas veces todo lo contrario. A esto es a lo que llamamos *sincronía sexual* (lo veremos en el punto siguiente) y es lo que permite la consolidación del vínculo sexual recién iniciado.

*Recuerda: para favorecer el acoplamiento sexual has de tratar de ser tú mismo/a mientras interactúas con el otro. Sólo así podrás comportarte de forma natural y permitir que la sexualidad aflore espontáneamente: relájate y disfruta.*

# 28 / 100

## ¿A QUÉ LLAMAMOS *SINCRONÍA SEXUAL*?

El primer día que nos sentamos en el asiento del conductor de un coche de autoescuela para aprender a conducir nos damos cuenta de que el reto es complicado. Hay una gran cantidad de detalles que hemos de tener en cuenta al mismo tiempo: los tres pedales, las marchas, el volante, la mirada atenta a los espejos retrovisores, la señalización de la dirección, etc. Conducir implica dominar muchos pequeños aspectos y al principio nuestra mente no da abasto. A medida que practicamos, con más o menos estrés y nervios, conseguimos ir integrando todas esas pequeñas tareas que implica conducir. De hecho, con la experiencia de la práctica llegamos a hacerlo mientras nuestra mente está ocupada en otros asuntos, sin pensar en que estamos llevando una máquina a gran velocidad por una carretera. Llegados a un punto somos capaces de automatizar la conducción integrando todos los aspectos que ésta incluye. A partir de este momento, nuestra mente, nuestro cuerpo y nuestro coche se han convertido en uno: nos hemos sincronizado con el coche.

En nuestra sexualidad ocurre algo similar. Con cada pareja sexual con la que nos relacionamos hemos de poder sincronizarnos para que la relación funcione. En el punto anterior hablábamos de que el primer paso era saber si la pareja se acoplaba bien sexualmente y era compatible entre sí. Una vez despejada esta duda, vendría la consecución de la sincronía, algo que, como conducir, sólo se consigue con la práctica. La sincronía sexual sería la confluencia de dos personas que, con sus múltiples diferencias, consiguen estar unidas por una vida sexual placentera para ambos.

Si nos sincronizamos sexualmente con nuestra pareja significa que vamos a la par, nos complementamos. De hecho, la sincronía sexual de la pareja aumenta la vivencia del placer y, a su vez, el placer sexual mutuo potencia la sincronía en un círculo que se alimenta constantemente.

¿Cuáles son los aspectos en los que hemos de ser capaces de sincronizarnos sexualmente?:

1. *Iniciativa*

¿Quién suele iniciar las relaciones? ¿Siempre el mismo? El equilibrio en este asunto es clave para que fluya la sexualidad. El que siempre empieza puede cansarse y dejar de querer empezar. Recuerda que las palabras *siempre* y *nunca* son enemigas de la sincronía.

2. *Nivel de deseo y frecuencia*

¿Alguno de los dos tiene mucho más deseo que el otro? ¿Cómo gestionamos esto? La sincronía en el nivel de deseo es muy importante para la satisfacción sexual. Sin embargo, ya sabemos que el nivel de deseo varía de forma natural por múltiples causas. ¿Practicamos sexo con menos frecuencia de lo que nos pide el cuerpo? ¿Cómo podemos encontrar un equilibrio en este asunto? Teniendo cada uno su frecuencia ideal. Es muy difícil que a una pareja le apetezca practicar sexo con la misma frecuencia. De hecho, encontrar un equilibrio perfecto es casi imposible, pero al menos podemos acercarnos. Esto es algo que toda pareja hace de forma inconsciente.

3. *Rituales*

¿Podemos sincronizar los gustos de ambos? Lo que le gusta a uno no necesariamente debe gustarle al otro, por tanto, la sincronía implica que cada uno deberá renunciar en cierto porcentaje a sus apetencias para poder sincronizarse con el otro. Cuanto más tengamos que renunciar a lo que deseamos individualmente, más difícil será conseguir esa sincronía. No obstante, en una pareja bien sincronizada suelen surgir nuevos rituales y nuevas prácticas, ya que el sexo evoluciona y se enriquece practicándolo.

4. *Expresividad*

¿Nos sentimos deseados por nuestra pareja? ¿Nos lo demuestra? ¿Sabemos si nuestra pareja está disfrutando de las relaciones? La comunicación sexual durante las relaciones es fundamental para obtener la sincronía.

*Recuerda: la sincronía sexual supone la confluencia íntima de dos personas a nivel de iniciativa, deseo, rituales y expresividad amatoria.*

# 29 / 100

## ¿QUÉ ES EL EROTISMO?

El erotismo es uno de los aspectos que diferencia claramente la sexualidad humana de la del resto de los animales. No en vano, tiene un papel muy importante a la hora de determinar la calidad de la experiencia afectivosexual de hombres y mujeres. Etimológicamente, *erotismo* proviene de Eros, el dios del amor, hijo de Afrodita y Ares. Gracias al cultivo del erotismo, el ser humano es capaz de convertir la sexualidad en algo que va más allá del puro fin reproductivo.

El erotismo requiere la movilización de la vida interior de cada amante, al mismo tiempo que del instinto carnal. De hecho, el acto erótico separa el placer de la reproducción, es en sí mismo una finalidad. Se trata, por tanto, de entregarse a la búsqueda del placer con la mente y el cuerpo unidos en ese objetivo. En la sexualidad más animal y rudimentaria el placer sirve para favorecer los mecanismos instintivos de procreación o el simple desahogo de la libido. Por su parte, en los rituales eróticos el placer es un fin en sí mismo.

Desde la filosofía de Platón se vinculó el erotismo al encuentro armonioso de dos almas, y se unió a conceptos tales como la sensualidad y el amor romántico. Es decir, cuerpo y alma, instinto y mente, entrelazados disfrutando a la vez del placer físico en la piel, del abrazo y las caricias, pero también experimentando afectos y emociones intensas en lo más profundo del ser. Como se puede deducir, esto es algo que solamente se consigue cuando el sexo no se limita a un acto puramente mecánico y copulativo.

Mediante la práctica erótica aprendemos a conocernos a nosotros mismos y al otro desde lo más profundo de los sentimientos. De hecho, el erotismo nos ayuda a desarrollarlos. Estamos describiendo algo más allá del puro placer físico. En la relación erótica no sólo desnudamos nuestro cuerpo, sino también nuestra parte emocional.

Actuamos desde el erotismo si lo hacemos sin prisa, a través del cuerpo, la postura, el movimiento, las miradas, los gestos, las palabras y los simbolismos. También lo favoreceremos creando una escena íntima agradable, sugerente, cálida. De esta manera se cultiva un espacio donde poder dar rienda suelta a la delicadeza, la dulzura y la ternura a la vez que afloran el impulso y la pasión.

Probablemente el erotismo sea una cualidad innata en las mujeres. Sabemos que la inmensa mayoría de ellas unen la sexualidad al afecto y por tanto viven la pasión de forma natural desde el erotismo, manteniendo un estrecho vínculo entre lo corporal y lo emocional. En este sentido, para que el erotismo pueda darse en la pareja se hace necesaria la implicación emocional de ambos. El hombre, por su parte, tiene la tendencia natural de separar la sexualidad del afecto, es decir, satisfacer sus necesidades sin erotismo. Pero sabemos que el deseo carnal tiende a agotarse y a desaparecer con el tiempo si no se adereza con afecto. El hecho de que la naturaleza masculina haga esta separación no limita al hombre a la hora de desarrollar el erotismo. Será a través de la práctica y la experiencia cómo el hombre podrá aprender a desarrollarlo, entrando en una esfera afectivosexual mucho más satisfactoria.

Da la sensación de que el erotismo vuelve poco a poco a hacer acto de presencia en nuestra sociedad. Parece que lentamente vamos superando la necesidad de liberación sexual que existía y que nos motivaba a vivir el sexo más carnal sin miedo y sin complejos. En los últimos años, hombres y mujeres se han lanzado a vivir la sexualidad desde la óptica masculina, marcando una clara separación entre lo sexual y lo emocional. Sin embargo, cada vez más parejas con vocación de continuidad se apuntan al viaje hacia el sexo erótico, al intuir que en el fondo, para quien quiere ir en pareja, éste es el mejor de los viajes.

*Recuerda: a través del desarrollo del erotismo la calidad de tu vida afectiva y sexual se incrementará.*

# 30 / 100

## ¿QUÉ ES UNA RELACIÓN PASIONAL?

Alicia es una mujer de 38 años y trabaja desde los 18 como comercial en una empresa textil. Por sus capacidades y su experiencia, es una de las mejores en su sector y su misión consiste en ampliar la cartera de clientes de la empresa, lo cual le obliga a viajar muy a menudo por el país. Como en muchos otros sectores, el trabajo de Alicia se organiza en torno a las ferias de muestras, a las que acude junto a muchos otros profesionales de su sector para hacer nuevos contactos y cerrar negocios. Hace un par de años, en una de esas ferias conoció a Julián, un comercial de la competencia al que ya había "echado el ojo" en alguna otra ocasión. Se fijó en él por lo atractivo que le resultaba, además de lo seguro de sí mismo y lo buen comercial que era. Él era un par de años menor que ella.

Ir a una feria y coincidir con Julián se convirtió en todo un aliciente para Alicia. Las largas jornadas haciendo negocios se hacían más amenas cada vez que pensaba en que él estaba cerca, o cuando se cruzaban por los pasillos y ambos se sonreían. Una noche, durante uno de esos eventos, coincidieron cenando en la misma mesa junto a otros compañeros. Las miradas y las bromas que se intercambiaron fueron caldeando el ambiente hasta que al final de la cena él la acompañó a su hotel y pasaron la noche juntos. "Fue un polvo espectacular", cuenta Alicia, "puro sexo y pasión, en el fondo no nos conocíamos y eso fue lo mejor", dice.

Por su parte, Alicia lleva doce años casada con Alejandro, él ha sido su primer y único novio. Ahora tienen dos hijos de 5 y 7 años y es él quien se ocupa de ellos cuando Alicia viaja. El sexo con su marido es desde hace años muy escaso, ella ha perdido deseo por él. Eso sí, le gusta como padre para sus hijos. No obstante, cuando habla de él lo describe más como a un amigo que como a una pareja.

Hace tiempo que la relación no es lo que era, quizás los hijos, la gran carga de trabajo de ambos (Alejandro es abogado) y la propia rutina han ido minando poco a poco la relación. No en vano intentaron hace años hacer una terapia de pareja, pero la abandonaron muy pronto debido a la falta de tiempo para seguir las consignas terapéuticas.

Hay una parte de Alicia que se repite a sí misma que no tiene sentido lo que está haciendo, que debería mejorar su relación con Alejandro en lugar de serle infiel; digamos que ésa sería su parte racional. Pero su lado pasional le empuja hacia Julián con mucha fuerza. De hecho, cuando hace el amor con su marido fantasea con que lo está haciendo con Julián.

Alicia tiene muy claro que la cosa va a quedarse ahí. En su mente Julián es muy importante, ha despertado su lado pasional dormido desde hacía años, pero en su vida cotidiana Alejandro es su marido, su compañero y el padre de sus hijos. "¿Por qué no puedo tenerlos a los dos?", se pregunta.

Sus viajes de trabajo se han convertido en una escapada adolescente. Cuando no se ven, se envían correos electrónicos y mensajes cada día, y cuando por fin se encuentran Alicia deja a un lado por unos días sus obligaciones como madre y como esposa y se dedica a su trabajo y a vivir intensamente su aventura, como si se tratase de una mujer soltera y libre. "Yo estoy muy bien", dice, "pero no sé si esto voy a poder soportarlo durante mucho tiempo".

Como podemos deducir a partir de esta historia real, una relación pasional es aquélla cuyo pilar básico es la atracción sexual entre dos personas; la pareja únicamente comparte su vida sexual, nada más. En este tipo de relación toda la bioquímica sexual se enciende e incendia a los amantes, que se ven unidos el uno al otro por una atracción de gran intensidad.

Pero, ¿es posible mantener una relación únicamente pasional? ¿Cuánto puede durar este estado? ¿Aparecen sentimientos en algún momento o puede ser sólo sexo? Estas preguntas surgen inevitablemente cuando tratamos el tema de las relaciones pasionales, así que vamos a resolverlas una a una en los próximos capítulos.

*Recuerda: las relaciones pasionales son aquéllas cuyo pilar fundamental es la atracción mutua de los amantes.*

# 31 / 100

## ¿SE PUEDEN SEPARAR EL SEXO Y LOS SENTIMIENTOS?

En el punto anterior hemos conocido la historia de Alicia. Desde hacía dos años mantenía dos relaciones: la oficial, con su marido, Alejandro, y la pasional, con Julián, su compañero de trabajo.

Alicia acudió a la consulta por un motivo específico, aparentemente nada que ver con su relación extramatrimonial: padecía estrés laboral. Durante el transcurso de la terapia pudimos ser testigos de la evolución de los sentimientos de Alicia con respecto a sus dos relaciones paralelas. Vamos a ver cómo se desarrolló su historia para poder responder si efectivamente podemos separar el sexo y los sentimientos.

En un primer momento parecía que Alicia había encontrado la felicidad plena, la cuadratura del círculo. Por un lado tenía la vida que había construido junto a su marido, una bonita casa, un holgado nivel de vida, relaciones agradables con las respectivas familias políticas, etc. En definitiva, la vida con Alejandro le permitía tener la estabilidad familiar que siempre había deseado para criar a sus hijos. Por otro lado, con Julián compartía la pasión carnal, la liberación del estrés acumulado, la chispa del deseo. Eran su sentido del deber y su necesidad de placer expresándose con dos hombres diferentes.

Alicia quería a Alejandro, sinceramente le gustaban muchas cosas de él. Pero ya no le atraía. Si razonaba consigo misma tenía claro que su sitio estaba con su marido, pero su pasión iba por otro lado. Estaba en una contradicción absoluta. Así que se convenció a sí misma de que disfrutaría durante una temporada de la aventura con Julián y luego volvería con Alejandro. Ésa era su estrategia.

Pero los acontecimientos no se desarrollaron de la manera en que ella esperaba. Poco a poco, a medida que se sucedían los encuentros con Julián, su necesidad de él fue abarcando más que el simple sexo. Si al principio su contacto se limitaba a los encuentros laborales de fin de semana, poco a poco ella fue dándose cuenta de que le apetecía saber de él a diario, así que le mandaba correos electrónicos y mensajes a través del móvil cada vez con más frecuencia. Tiempo después, empezaron a llamarse cada día, Julián estaba divorciado, así que también se prestó al juego.

Como podemos ver, algo que empezó como una relación puramente sexual se fue connotando poco a poco de aspectos propios de una relación de pareja.

El sexo permite un intercambio placentero entre dos personas. Si la vivencia de este placer se da entre dos seres que además son afines entre sí, como en el caso de Alicia y Julián, puede favorecer el intercambio mutuo de muchos otros aspectos. Por eso es muy difícil mantener a raya los sentimientos entre dos personas que disfrutan juntas del sexo. Mejor dicho, el sexo (y la química sexual) favorece la aparición de los sentimientos entre dos personas.

La velocidad de transformación de la vida sexual en vida afectiva y sentimental depende de tres factores:

1) *El sexo*. El hombre, por norma general, suele ser algo más capaz de separar el sexo de los sentimientos que la mujer. Aunque esto es algo que depende en gran medida de los roles sociales y hoy en día, con la mujer más libre que nunca, existe un elevado porcentaje de mujeres que viven relaciones pasionales de la misma forma que lo hacían tradicionalmente los hombres.

2) *La compatibilidad de caracteres*. Que la pareja sexual se lleve bien, tenga objetivos similares y afinidades vitales favorece el paso del sexo a los sentimientos.

3) *El tiempo*. Toda pareja pasional que disfruta sexualmente y es compatible en sus caracteres tarde o temprano acaba dándose cuenta de que, además de sexo, comparte muchas cosas más.

Esto es lo que acabó pasando con Alicia: el tiempo y la compatibilidad con Julián le hicieron enamorarse de él sin darse cuenta del proceso. Y a partir de ahí el vínculo dejó de basarse únicamente en el sexo. Aparecieron los sentimientos y la situación acabó por convertirse en un sufrimiento insostenible que a punto estuvo de acabar con su matrimonio. Al final, Alicia optó por romper su relación con Julián. Con un gran desgarro emocional, su parte racional renunció a su necesidad de placer priorizando en este caso el sentido del deber.

*Recuerda: sí, se pueden separar sexo y sentimientos, pero sólo durante un tiempo.*

## 32 / 100

## ¿POR QUÉ LA QUÍMICA SEXUAL TIENE FECHA DE CADUCIDAD?

La química sexual es un increíble invento de la naturaleza cuyo objetivo es el de conseguir que hombres y mujeres nos relacionemos íntimamente entre nosotros. Al encontrar a nuestra media naranja entran en funcionamiento una serie de factores psicológicos, emocionales y fisiológicos que producen cambios de enorme intensidad en el comportamiento de las personas implicadas. ¿Cuáles son los ingredientes de este cóctel afectivosexual?

1) *Factores psicológicos.* El primero de ellos es la novedad. Recordemos que el juguete nuevo es el que más le gusta a un niño. La novedad es algo muy atractivo para el ser humano, incluso en edades adultas: la casa nueva, el coche nuevo, el vestido recién estrenado, etc. En el terreno afectivosexual, la novedad que supone la otra persona en nuestra vida es un ingrediente básico de la química sexual.

Otro factor psicológico importante es la idealización. Idealizar a nuestra pareja implica dos cosas: por un lado, valoramos como enormemente positivas sus cualidades, incluso de forma desproporcionada: "¡Es la mejor cocinera del mundo!", y por otro minimizamos sus defectos: "Es muy ordenado, alguna vez se deja la tapa del váter levantada, pero nada más".

2) *Factores emocionales.* En este caso la variabilidad de lo que una persona puede sentir durante la fase álgida de la química sexual es muy grande. Cada cual lo vive como puede, según su personalidad. Hay quien lo vive desde la euforia, la alegría profunda y la sensación de flotar. Esos sentimientos positivos pueden transmitirse a los demás y es cuando nos preguntan "¿Qué te pasa? ¿Estás enamorado?".

Sin embargo, la química sexual también puede convertirse en un estado de enajenación mental transitoria, cuando los enamorados incluso dejan de dormir pensando en su chico o su chica. O cuando se produce un estado de estrés y de agitación excesivos que requieren incluso la administración de ansiolíticos.

3) *Factores fisiológicos*. Las hormonas juegan un papel fundamental en la química sexual. Los factores que hemos visto hasta ahora no serían tan intensos si no entrase en juego la química de nuestro cuerpo. Ésta constituye la pólvora que alimenta al fuego emocional. La testosterona, la oxitocina, la dopamina y las endorfinas inundan nuestra sangre durante estas fases iniciales: de alguna manera la persona está "colocada" por su propio cuerpo. Hay una elevada fijación erótica y un deseo en muchas ocasiones insaciable de contacto físico.

Tras un período que puede oscilar entre uno y tres años, dependiendo de la edad y las experiencias que la persona haya vivido, todo este mecanismo psico-físico-emocional que acabamos de ver empieza a atenuarse. De la misma manera que la pólvora, tras arder muy rápido, se agota, la química sexual también tiende a apagarse poco a poco.

Como consecuencia, la pareja empieza a recorrer el mismo camino pero en sentido inverso. La novedad deja paso poco a poco a la rutina y al hábito, y lo que antes nos parecía maravilloso de nuestra pareja pasa a ser algo simplemente normal, que en ocasiones nos satura: "Por favor, no hagas otra vez paella de marisco, que estoy a punto de aborrecerla". Por si fuera poco, incluso los pequeños defectos que antes llevábamos bien se convierten en asuntos cada vez más insoportables: "¡Siempre tengo que estar bajando yo la tapa del inodoro, fíjate, por favor!".

Por su parte, la vivencia emocional se relaja y la persona se siente menos zarandeada emocionalmente. Y a su vez la química de nuestro cuerpo se regula, tras disfrutar de nuestro "nuevo juguete" en repetidas ocasiones.

Visto así, parece un camino de ida y vuelta, más bien un *looping* de 360° que nos lleva de 0 a 100 y luego de 100 a 0. No es eso, no lo entendamos mal, la química sexual se puede mantener en un nivel equilibrado, homeostático. En los próximos capítulos encontrarás muchas ideas y propuestas para evitar que la química caduque.

*Recuerda: la química sexual tiene fecha de caducidad porque supone un gasto de recursos enorme para el cuerpo. Una vez la pareja está unida, la química inicia su descenso, y ahí es donde hay que saber cómo mantener la llama encendida.*

# 33 / 100

## ¿CÓMO VIVEN LA SEXUALIDAD LAS PAREJAS HOMOSEXUALES?

Afortunadamente, los hombres y las mujeres homosexuales de nuestra sociedad sienten cada vez más libertad y más aceptación a la hora de afirmarse individualmente y establecer vínculos de pareja. No obstante, aún no es nada habitual encontrar información referida al público homosexual en los libros sobre sexualidad dirigidos al gran público que existen hoy en día en el mercado. Para contribuir en lo posible a subsanar este déficit, hemos querido incluir en este libro al colectivo homosexual, haciéndole formar parte del objetivo de responder a las 100 preguntas sobre sexualidad humana que aquí nos planteamos.

Las relaciones sexuales entre dos hombres o dos mujeres tienen ciertas particularidades:

*Relaciones sexuales entre dos hombres*

Como ya sabemos por capítulos anteriores, la vivencia masculina de la sexualidad está presidida por la testosterona: el hombre tiene entre 10 y 100 veces más testosterona que la mujer. Esta hormona se encarga del ímpetu sexual, de la activación del deseo y de la rápida disponibilidad para el disfrute sexual. Por norma general, la excitación de un hombre suele ser mucho más rápida que la de una mujer y esta respuesta depende en gran medida de la testosterona. Así explicamos en el capítulo 20 por qué muchas mujeres se quejan de que sus maridos siempre están pensando en "lo mismo" o van "directos al grano".

Sin pretender meter a todos los hombres en el mismo saco (generalizar es un error), podemos deducir que la vivencia de la sexualidad entre dos hombres tenderá a ser muy activa, ya que estamos abordando la sexualidad entre dos personas con una elevada carga de testosterona. Esta particularidad, junto con los roles sociales que jugamos hombres y mujeres, explicaría la elevada frecuencia sexual de muchos hombres homosexuales, los cuales, movidos por su potencia hormonal, son capaces de mantener relaciones sexuales frecuentes, movidos únicamente por el deseo sexual y no por los afectos. Si dos hombres se unen buscando sexo, es fácil que puedan practicar juntos sin necesidad de compartir nada más. Sería el sexo vivido como un "pasatiempo" placentero. Sin embargo, esto no quiere decir que el hombre homosexual no quiera mantener vínculos afectivosexuales estables. Toda persona busca en algún momento de su vida formalizar una relación duradera, incluidos los varones homosexuales, pero será algo más difícil para este colectivo debido a que muchos de ellos buscan principalmente dar rienda suelta a su deseo. Será a través de la práctica sexual satisfactoria cuando una pareja de hombres podrá desarrollar afectos entre sí, lo cual les puede llevar a decidir formar una pareja estable.

*Relaciones sexuales entre dos mujeres*

Por su parte, la relación sexual lésbica estará presidida por la sensualidad y los afectos. Si entre dos hombres el vínculo se creaba a partir de la vivencia y el disfrute de la sexualidad, en el caso de las mujeres es más habitual que lo primero que se cree sea el vínculo y después venga la sexualidad. El sexo por el sexo como en el caso de los hombres no es lo más frecuente en los inicios de una relación entre mujeres.

Por tanto, la construcción de una relación afectiva sólida será fundamental en estos casos. Compartir caracteres, aficiones e intereses será el primer paso para favorecer el acercamiento sexual. A partir de ahí, la intensidad de la sexualidad dependerá de las particularidades de cada mujer y la vivencia del deseo estará presidida por la fantasía y el relato eroticosensual.

*Prácticas sexuales frecuentes entre hombres*

Sexo oral, sexo anal (roles activos y/o pasivos), preliminares, masaje erótico, masturbación, etc.

*Prácticas sexuales frecuentes entre mujeres*

Fantasías y relatos eróticos compartidos, sexo oral, penetración con dildos, masaje erótico, contactos clitorianos, masturbación etc.

*Recuerda: la respuesta es sencilla, los hombres y las mujeres homosexuales viven la sexualidad como cualquier otra pareja.*

# CAPÍTULO 4. DIFICULTADES SEXUALES: ¿CÓMO AFRONTARLAS?

# 34 / 100

# ¿LA PÍLDORA ANTICONCEPTIVA PUEDE AFECTAR EL DESEO?

El deseo sexual femenino puede verse afectado por múltiples factores. Sabemos que diferentes variables personales, relacionales y fisiológicas pueden alterar la libido sexual de la mujer a lo largo de su vida. En estas líneas hablaremos de la posible influencia de la píldora anticonceptiva en la fisiología del deseo sexual, es decir, en el equilibrio orgánico necesario para la expresión del apetito sexual.

Los ovarios son las glándulas responsables de producir ciertas hormonas femeninas fundamentales. Éstas influyen en la regulación de los estados de ánimo y en la vivencia del deseo sexual. Los estrógenos (estradiol), los gestágenos (progesterona) y los andrógenos (testosterona) son las principales. Es curioso constatar cómo la testosterona, hormona típica del varón, se encuentra también presente en las mujeres, aunque en concentraciones muy inferiores, y también juega un papel clave en la sexualidad y el deseo femenino.

La píldora anticonceptiva se desarrolló en los Estados Unidos en la segunda mitad del siglo XX. Desde entonces, se ha mejorado su mecanismo de acción hasta convertirse en el segundo método anticonceptivo más utilizado por detrás del preservativo. A día de hoy la píldora suele estar compuesta por estrógenos o gestágenos, o bien por una combinación de ellos que puede actuar a tres niveles: impidiendo la ovulación, alterando el endometrio (la pared interna del útero) o espesando el moco cervical. Estos efectos impiden la fecundación y la implantación del óvulo. Además, ciertos estrógenos presentes en las píldoras también producen el aumento de una proteína que se encarga de anular la acción de la testosterona al unirse a ella. La píldora es un método anticonceptivo eficaz en el 99% de los casos, y además es reversible, lo cual significa que al dejar de tomarla sus efectos desaparecen y el funcionamiento ovárico vuelve a la normalidad.

En lo que a nosotros nos ocupa, determinados estudios evalúan de manera detallada la disminución de la libido sexual en relación con los anticonceptivos hormonales, pero, dado que sentir deseo sexual es algo tan subjetivo y particular en cada mujer, los resultados son muy contradictorios. No en vano es posible que ciertas mujeres experimenten un incremento en su deseo sexual al tomarlos, producido por la desaparición del temor a quedarse embarazadas. Aunque otras, a causa de la alteración hormonal producida por algunos anticonceptivos orales, pueden percibir un descenso de su libido sexual.

Como ocurre con cualquier fármaco, los anticonceptivos orales tienen una cara positiva, ya que, además de su efectividad anticonceptiva, son utilizados para corregir muchos otros síntomas. El exceso de vello, el acné, ciertos tipos de alopecia, los dolores menstruales o las alteraciones del ciclo menstrual en ovarios poliquísticos son sólo algunos de ellos. No obstante, también pueden acarrear ciertos efectos indeseables, como dolor de cabeza, tensión mamaria, náuseas, cambios en las secreciones vaginales, alteraciones del estado de ánimo, aumento de peso, hiperpigmentación de la piel y disminución del deseo sexual, entre otros.

Por ello, teniendo en cuenta que el deseo sexual femenino puede alterarse por múltiples causas y que entre ellas se encuentra la hormonal, no podemos descartar que ciertas combinaciones hormonales presentes en las píldoras anticonceptivas u otros anticonceptivos hormonales afecten el deseo. Eso sí, la afectación dependerá de la situación clínica particular de la mujer y de la composición de la píldora.

Por tanto, si tras la prescripción de una píldora anticonceptiva la mujer experimenta un descenso pronunciado en su nivel de deseo, amén de cualquier otro efecto secundario indeseable, el consejo es consultar con el ginecólogo que recetó el fármaco para que pueda sustituirlo por otro.

*Recuerda: habla con tu ginecólogo si notas un descenso de deseo tras tomar la píldora.*

# 35 / 100

## SEXO DURANTE EL EMBARAZO: ¿EXISTEN RIESGOS?

El embarazo no debe suponer un impedimento para la vida íntima de las parejas. De hecho, en condiciones normales, mantener activa la sexualidad conyugal durante la gestación es muy sano y sirve para potenciar el vínculo en esta nueva fase. Las relaciones sexuales de los padres no son peligrosas para el feto, ya que el cuello del útero, situado al final del canal vaginal, conforma una estructura fuerte que se mantiene cerrada hasta los días previos al parto. Además, el feto se encuentra resguardado por el propio útero, una de cuyas capas es un gran músculo protector. Asimismo, el bebé flota dentro de la bolsa de líquido amniótico, que lo aísla frente a posibles golpes.

De esta manera, si el embarazo transcurre bien, se podrá hacer el amor prácticamente durante los nueve meses de gestación. Sin embargo, existen determinadas circunstancias que pueden hacer que el ginecólogo desaconseje la práctica sexual coital, o que al menos la restrinja. Por ejemplo, cuando se trate de un embarazo de riesgo o exista amenaza de aborto o de parto prematuro.

Asimismo, en el transcurso del embarazo, la sexualidad de la pareja deberá adaptarse a las fluctuaciones del deseo sexual que experimente la mujer en las diferentes etapas. Durante el primer trimestre algunas de ellas verán disminuido su nivel de libido a causa de las típicas náuseas. Por el contrario, otras experimentarán un aumento del deseo al recibir la buena noticia del embarazo y demandarán una sexualidad más relajada y espontánea. Durante el segundo trimestre, una vez disminuye el riesgo de aborto y aumenta la tranquilidad, puede potenciarse la sexualidad al aumentar la sensibilidad genital femenina y la lubricación gracias al incremento del flujo sanguíneo. En los últimos tres meses de gestación, las relaciones podrán verse obstaculizadas debido a los cambios físicos, al cansancio causado por la falta de sueño o a los dolores de espalda.

De hecho, aunque a ambos les apetezca mantener relaciones sexuales, a veces ni es práctico, ni fácil, ni cómodo. A medida que se desarrolla el feto y crece el útero, la postura del misionero, en la que el hombre se sitúa encima de la mujer, puede resultar incómoda. Como muy tarde a partir de la semana 30 sería aconsejable que fuese la mujer quien se situase encima del hombre, sentada o tumbada. E incluso convendría que la penetración se hiciese desde atrás: tumbados, con el hombre abrazando por la espalda a la mujer en posición de cuchara o con la mujer a cuatro patas. En estos casos conviene evitar las penetraciones profundas y el sexo brusco, ya que podría provocar dolor a nivel del cuello del útero o de la vagina. Con la imaginación como mejor herramienta, cada pareja deberá adaptar su sexualidad a su situación particular. Las mejores posturas serán aquéllas que permitan controlar la intensidad de la penetración, así como el ritmo y la presión sobre el vientre, evitando permanecer durante mucho tiempo sobre la espalda o el costado. Pero, más allá del coito, la cercanía afectivosexual de la pareja jugará un papel muy importante durante el embarazo. Las caricias, los mimos, los abrazos y la masturbación mutua ganarán peso en la vida sexual de los futuros papás.

Pese a la idea que muchas embarazadas tienen, gran parte de los hombres encuentran a sus mujeres tan atractivas como siempre en este período, ya que los pechos y el vientre desarrollados actúan como potentes elementos erógenos. De todas formas, de la misma manera que ocurre con el femenino, el deseo masculino también puede oscilar durante el embarazo. Quizás él también esté nervioso ante la responsabilidad que se le viene encima o tema dañar a la madre o al feto durante el coito.

*Recuerda: si el embarazo no es de riesgo, la sexualidad podrá acompañaros durante todo el proceso, adaptándose a los cambios físicos y psicológicos que se vayan produciendo.*

# 36 / 100

# ¿EN QUÉ MEDIDA INFLUYEN EL ESTRÉS Y EL RITMO DE VIDA EN EL APETITO SEXUAL?

Durante miles de años la respuesta fisiológica de estrés ha servido al ser humano para escapar de sus enemigos, cazar presas con éxito y salir airoso de los peligros de la vida salvaje, favoreciendo en definitiva la supervivencia más elemental del grupo. De alguna forma hemos subsistido como especie hasta el día de hoy gracias a que nuestro sistema de alerta nos ha servido para mucho.

Ante la percepción de una amenaza, el cuerpo humano activa de inmediato la respuesta de estrés segregando dos hormonas fundamentales: adrenalina y cortisol. Entre los efectos más importantes de la adrenalina se encuentra el de provocar el incremento del ritmo cardíaco y la presión arterial, poniendo al individuo en estado de alerta. A su vez, el cortisol aumenta, entre otras cosas, la cantidad de azúcar en sangre, utilizado como combustible para hacer frente al peligro potencial.

A día de hoy hemos cambiado las cuevas y las cacerías por la jungla de asfalto, los horarios interminables, la escasa conciliación de la vida familiar y laboral y los temores económicos. Si antes el ser humano se jugaba la vida cazando a sus presas, hoy nos jugamos la salud "cazando" dinero. Pese a que nuestra supervivencia básica ha mejorado mucho en los últimos siglos, la calidad de vida real y con mayúsculas todavía está lejos para la mayoría de las personas. No es de extrañar que la ansiedad, un trastorno que cursa con una respuesta de estrés crónico elevada, sea el mal más extendido en la sociedad de hoy. Y he aquí el dato fundamental: cuanta más adrenalina y más cortisol circulan por nuestra sangre debido al estrés crónico, menos testosterona se produce para activar la sexualidad. Es una respuesta inversamente proporcional que los especialistas en fisiología explican de una forma muy sencilla: si el cuerpo genera una respuesta de estrés, quiere decir que se está preparando para superar un peligro (real o imaginario) activando la respuesta de lucha o huida, por tanto, la supervivencia requiere dedicar todos los recursos a este fin anulando cualquier otra respuesta, incluida la sexual, ya que esto podría mermar la capacidad del individuo para salir airoso de la situación.

Hoy en día vivimos sometidos a dosis de estrés constantes y esto produce efectos secundarios a nivel sexual:

– En el hombre, niveles crónicos elevados de adrenalina y cortisol provocan un descenso en la producción de testosterona de los testículos. Si ese descenso se mantiene, el nivel de deseo sexual se reduce. Por otro lado, esto le puede hacer vulnerable a padecer disfunciones sexuales como la impotencia, la eyaculación precoz y la pérdida del apetito sexual.

– En el caso de las mujeres, el estrés crónico está relacionado con alteraciones de la libido sexual y de la excitación, que pueden derivar en bajo deseo sexual y relaciones sexuales dolorosas. Pero, además, debido al exceso de las hormonas del estrés puede producirse la alteración del ciclo menstrual, que depende del equilibrio hormonal. Esto explicaría a su vez la clara relación entre el estrés y algunos problemas de fertilidad.

Por tanto, teniendo en cuenta que vivimos en una sociedad que nos predispone a vivir estresados y que el estrés crónico perjudica directamente a nuestra vida sexual, hemos de encontrar formas de mantenerlo a raya. A continuación aparece una breve lista de propuestas que pueden permitirnos reducir el estrés:

– Practica deporte de forma cotidiana: andar 20 minutos puede ser suficiente.

– Realiza cualquier tipo de actividad creativa (pintar, cocinar, coser, etc.), ya que favorecen la desconexión.

– Cambia de aires cuando te lo puedas permitir.

– Aprende técnicas de relajación y control mental y, lo más importante, aplícalas en tu día a día.

*Recuerda: el estrés interfiere en tu sexualidad. Aprende a mantenerlo a raya y estarás cuidándola.*

# 37 / 100

## ¿CÓMO AFECTAN LA MATERNIDAD Y LA PATERNIDAD A LA SEXUALIDAD?

Como bien es sabido, el nacimiento de un hijo implica un cambio radical en el ritmo y estilo de vida de sus progenitores. Tras el parto, los padres pasan de ser simplemente una pareja a convertirse en una familia. A partir de ese momento la organización del tiempo de ambos está en función de las necesidades que implica la crianza y sus rutinas. Todo en la vida de un recién nacido gira alrededor de ciertas pautas que los padres deben respetar: las comidas cada pocas horas, las horas de sueño, el aseo, vigilar que no se hagan daño, etc. Si además la pareja es primeriza, los nervios y las inseguridades lógicas que produce el hecho de estrenarse como padres aumentan todavía más la dedicación empleada para poder ser unos "padres perfectos".

Es decir, ser padres implica dedicar mucha energía y mucho tiempo a esta labor, y ambas cosas son limitadas y han de sacarse de algún otro sitio. Curiosamente, para poder disfrutar de la sexualidad también necesitamos disponer de tiempo y energía.

Efectivamente, una de las causas principales del descenso de la actividad sexual en la pareja que se estrena en la paternidad es la falta de tiempo. Tengamos en cuenta que, a raíz de la modernización de las sociedades y la consiguiente liberación de la mujer, hoy en día la mayoría de ellas dedican ocho horas diarias a ejercer su trabajo. Es complicado, pero los padres, con más o menos ayuda, consiguen sacar adelante a sus hijos y gestionar su hogar trabajando ambos fuera de casa. Para favorecer la crianza de los hijos y la vida familiar, a la vez que permitir la carrera profesional de la mujer, se desarrolló la idea de la *conciliación familiar*. Este concepto, en su máximo desarrollo, permitiría una flexibilización de las jornadas laborales de los padres para poder adaptarlas al cuidado de sus hijos. Sin embargo, en nuestro país la conciliación laboral y familiar prácticamente no existe en el sector privado. La mejor definición de *conciliación familiar* se la escuché a una paciente en la consulta: "Tengo que hacer en cuatro horas lo que antes hacía en ocho y encima por la mitad de mi salario".

Además de la falta de tiempo, se añade la falta de energía. Entendamos el concepto *energía* como la capacidad, la fuerza y la motivación con que contamos al levantarnos por la mañana para hacer frente al día que tenemos por delante. Cuanto más desgaste tengamos en nuestro día a día como padres y trabajadores, menos energía nos quedará para otras cosas.

Junto a los efectos debilitantes del estrés de la vida cotidiana, tras el parto puede producirse una alteración en el estado emocional de la madre conocido como *depresión posparto*. Esta enfermedad puede hacer que la mujer sienta que no puede con todo e incluso pierda, en los caso más graves, la ilusión de criar a su bebé.

Salir adelante como pareja y como familia requiere mucho tiempo y mucho esfuerzo, así que la sexualidad suele ser muchas veces una víctima colateral en este sentido. ¿Qué podemos hacer para favorecer la sexualidad de la pareja en medio de este escenario?

### 1º. Priorizar a la pareja

Estamos de acuerdo en que el hijo es lo prioritario, pero la pareja debe serlo también. Es más, debe haber ciertos momentos en los que el hijo ceda su trono a la pareja, el hecho de tener un rato diario dedicado en exclusiva al otro es fundamental. Tocarse, acariciarse y hablar de cosas que no tengan que ver con el hijo son detalles básicos para mantener la llama de la sensualidad. Hay que tener en cuenta que no sólo somos padres, sino también amantes. No abandonemos esa faceta.

### 2º. Tener claro que no podremos ser unos padres perfectos

Ojo al nivel de exigencia: la búsqueda de la perfección, sobre todo en el caso de las mujeres, lleva a vivir la maternidad con mayor estrés del necesario. Es importante tener en cuenta que los hijos no necesitan unos padres perfectos, necesitan unos padres felices y que se quieran.

3º. *Fortalecernos y cuidar nuestra salud*

La vida actual conlleva mucho desgaste. Es importante estar sanos, alimentarse bien y dormir todo lo que nos dejen. El estado de ánimo es en gran medida consecuencia de nuestra forma de vivir. Y nuestra sexualidad se apaga si no estamos física y emocionalmente en forma. Pidamos ayuda profesional si es necesario.

*Recuerda: los hijos deben ser una prioridad familiar, pero esto no debe suponer el descuido de la pareja.*

# 38 / 100

## ¿CÓMO AFECTAN LA RUTINA Y LA MONOTONÍA A LA SEXUALIDAD?

Sentimos ser tan claros, pero en la vida sexual de una pareja no hay nada más seguro que la aparición, más tarde o más temprano, de la rutina y la monotonía. Dicho así parece que estemos condenando a todas las parejas, y puede dar pie a pensar que toda pareja de larga duración está sumida en una desagradable vida sexual rutinaria y monótona. Para no caer en este error, hemos de aclarar que lo importante es lo que la pareja hace para gestionar ambas cosas, porque como vamos a ver hay mucho que podemos hacer para evitar la rutina y la monotonía.

El término *rutina* hace referencia a la repetición de una misma actividad a lo largo de un período de tiempo, como por ejemplo el hecho de que todos los días tengamos que lavarnos los dientes después de las comidas, eso es una rutina. Por su parte, *monotonía* se refiere a la vivencia subjetiva de esa rutina, como cuando uno se cansa de comer lo mismo todos los domingos. El ser humano suele tener una vida llena de rutinas desde su más tierna infancia, y esta tendencia continúa (cuando no se incrementa) en la edad adulta, cuando la vida se estructura en torno a actividades tan rutinarias como la jornada laboral de ocho horas, las reuniones de fin de semana con la familia nuclear y política, la sucesión de períodos laborales y períodos vacacionales, etc.

En los primeros compases de la relación sexual, como todo es novedoso, no existe rutina alguna (aún no ha dado tiempo) y ese estado inicial favorece la chispa y el interés de ambos. Sería un proceso similar a la ilusión que sienten los niños al estrenar un juguete nuevo muy deseado. En la pareja, esta tendencia humana a establecer rutinas para casi todo se extiende poco a poco a la vida sexual común, donde, si no se presta atención, se tiende a vivir la sexualidad de una manera mecánica. Es muy sano para tus dientes adquirir la rutina de lavártelos tres veces al día, pero no es bueno para tu vida sexual convertir tu relación en otra rutina.

Si no le ponemos remedio, la sexualidad vivida siempre del mismo modo a lo largo del tiempo se conviete en hábito. Más tarde el hábito se transforma en rutina y al final la rutina provoca la monotonía. De ahí podemos pasar incluso a la pérdida del deseo sexual.

Si queremos hacer frente a dos de los principales obstáculos de la sexualidad de pareja, tendremos que aprender a evitarlos utilizando la siguiente receta:

— *Variad en la iniciativa*

Si siempre es la misma persona quien empieza las relaciones sexuales, tarde o temprano puede perder el interés por hacerlo. La sorpresa, el morbo y el misterio que implica el compartir la iniciativa mantienen la rutina alejada de la pareja. Recuerda que a todos nos gusta sentirnos deseados por nuestra pareja y que esto es además un factor muy importante a la hora de mantener el deseo sexual activo.

— *Variad el escenario*

Cualquier sitio de la casa puede ser bueno y excitante para empezar una relación sexual, de la misma manera que la cama es el sitio más cómodo para terminarla. Iniciar la excitación y los preliminares en el baño, la cocina, la mesa del comedor e incluso la terraza son variaciones en el escenario que pueden aumentar la chispa y el morbo y contribuir a mantener el interés activo y la monotonía a raya.

— *Variad los rituales*

Los rituales sexuales son los comportamientos y las posturas que solemos poner en práctica con nuestra pareja durante la relación sexual. ¡Ojo porque también tendemos a ser repetitivos en esto! Tratad de variar las posturas y los roles, desde el respeto a la regla de oro de la sexualidad. Existen muchos libros que nos ilustran las posibles posturas que podemos practicar si nos vemos faltos de iniciativa e imaginación.

Si al final nos decantamos por practicar sexo sólo en el dormitorio no pasa nada, podemos transformarlo en algo de lo más sugerente si dejamos volar nuestra imaginación. En los *sex shops* y tiendas eróticas venden velas, inciensos, juegos, ropa interior y todo tipo de complementos que pueden favorecer la novedad y el interés sexual creando un clima sugerente.

*Recuerda: con variaciones en la práctica de tus relaciones sexuales controlarás la rutina que supone hacer siempre lo mismo y evitarás caer en la monotonía.*

## 39 / 100

# ¿LA CRISIS ECONÓMICA PUEDE PROVOCAR PROBLEMAS SEXUALES?

Como todo el mundo sabe (y padece hasta cierto punto), desde 2008 vivimos una de las peores crisis económicas que se recuerdan en este país. El drama de la destrucción de empleo y de la desaparición de miles de empresas al que estamos asistiendo hace que muchas personas competentes y con plena capacidad de trabajar no puedan hacerlo. Existe mucha gente condenada a una parálisis profesional sin fecha límite.

¿Cuántas veces al día escuchas la palabra *crisis* en los medios de comunicación y en las conversaciones de tu entorno? Además de los efectos propios de la crisis económica, en la vida cotidiana vivimos bajo una gran "nube negra" de preocupación, miedo y angustia que impregna el panorama y que parece no tener final. De hecho, lo que más desgasta psicológicamente a las personas es el no saber cuánto tiempo va a durar esta situación. Cualquiera puede prepararse y mentalizarse para pasar dos, tres o cuatro años de penurias, pero lo que daña psicológicamente a cualquiera es no saber cuánto hay que resistir para ver la luz al final del túnel. Si nos dejamos absorber por el negro panorama que pinta esta "nube", el efecto psicológico es directo.

Y en este asunto la sexualidad tampoco queda al margen. De hecho, las consultas sexológicas han aumentado mucho en los últimos años. Los efectos de la crisis han hecho mella en un gran número de personas afectando el correcto funcionamiento de su sexualidad. ¿Cuáles son los problemas que más han aumentado en las consultas de los especialistas en sexualidad? Además de los problemas de pareja, la pérdida de deseo en hombres y mujeres y la disfunción eréctil.

La pérdida del deseo sexual está relacionada entre otras cosas con el nivel de preocupación: cuanto más nos preocupamos y tememos el futuro, menos nos apetece el sexo. Hoy en día vivimos en una "sociedad preocupada" y vivir en este estado nos puede llevar a quedarnos sin ánimos para disfrutar del sexo. Recuerda que para que haya deseo ha de haber suficiente libido y ésta se apaga con la preocupación. Pero, si lo analizamos bien, cada uno desde su situación particular, nos daremos cuenta de que una parte de esa preocupación se convierte al final en un sufrimiento inútil con el que no arreglamos nada y que conviene aprender a quitarnos de la cabeza. Si preocuparse ayudara en algo, psicólogos y médicos te animaríamos a dedicarte a ello con empeño. Como no es así, ocúpate de lo que puedas y no dejes que tu mente caiga en la preocupación constante. Tu deseo sexual te lo agradecerá.

La disfunción eréctil psicógena (de origen psicológico) también ha aumentado mucho en los últimos años. Como veremos más detalladamente en el punto dedicado a esta disfunción, la respuesta sexual es muy vulnerable al estrés y en este caso la crisis económica no sólo genera preocupación, sino que al mismo tiempo lleva a las personas a padecer mucho estrés, cuando no ansiedad. El miedo a perder el empleo, a no poder pagar la hipoteca, a no llegar a fin de mes, etc. provocan un aumento del nivel de estrés, y llegado un momento esto puede bloquear la respuesta de erección del pene.

¿Qué podemos hacer para minimizar estos efectos? Busca ayuda si lo necesitas, hay muchos profesionales que pueden echarte una mano de forma efectiva. Además, debes tener en cuenta que no podemos preocuparnos sin límite. Preocuparte te desgasta y nuestro cuerpo, nuestro sistema nervioso y nuestra sexualidad tienen un límite que has de evitar sobrepasar.

La clave es aprender a desconectar, conseguir que tu mente deje de vivir las 24 horas del día pendiente de la crisis y de los problemas que de ella se derivan. Tu vida es mucho más que esto. Así que intenta tener ratos reservados a la pareja aunque de entrada no apetezca. Momentos donde haya contacto afectivo, no pienses necesariamente en que haya sexo y concentraos sólo en tocaros, mientras la mente está concentrada en sentir el cuerpo de tu pareja y desconectada de todo lo demás. Además de ser un rato sano de desconexión e intimidad, puede servir también para contribuir a despertar la sexualidad apagada por esta crisis.

*Recuerda: la vida tiene momentos duros donde puede aparecer la preocupación. La clave está en la dosis de preocupación que soportamos: si ésta es excesiva, interferirá en nuestro funcionamiento vital.*

# 40 / 100

## ¿LA INFIDELIDAD ACABA CON EL AMOR DE LA PAREJA?

Nos adentramos en terreno pantanoso: la infidelidad es uno de los fantasmas más temidos para cualquier pareja. A lo largo de la historia, millones de hombres y mujeres han sufrido moral, mental y físicamente a causa de la infidelidad, y muchas personas han llegado incluso a matar o morir por este tema. Sin pretender justificar estos extremos, cierto es que descubrir una infidelidad duele. Y ese dolor puede llegar a ser muy profundo por tres causas fundamentales:

1. La infidelidad implica una traición a la confianza que depositamos en el ser querido. Toda persona tiene la idea (y la ilusión) de ser único para su pareja y esto favorece la fusión completa en un vínculo amoroso: dos que se convierten en uno. Así, la infidelidad desgarra esta fusión de un plumazo.

2. A consecuencia de lo anterior, se genera un sentimiento de pérdida repentina del vínculo con el otro: sentimos que nuestra pareja ya no nos quiere.

3. Además, la infidelidad rompe el proyecto de futuro que teníamos en mente: de golpe, la vida que creíamos tener se paraliza y se desvanece.

Debido al dolor y a la crisis que puede provocar, lo mejor que uno puede hacer si ha sido infiel a su pareja es plantearse seriamente si merece la pena confesarlo o es mejor llevarse el secreto a la tumba. Muchas veces quien comete la infidelidad suele confesarlo impelido más por su sentimiento de culpa que por verdadero amor a su pareja.

No obstante, te sorprenderá saber que, pese a que se descubra la infidelidad, no siempre es causa de separación en todas las parejas. Entre un 20% y un 30% de las que acuden a consulta tras una infidelidad vuelven a reconstruirse. ¿Cómo lo consiguen? ¿De qué depende? Estas parejas suelen tener algunas características particulares:

*– Tipo de infidelidad*

No es lo mismo hacer el esfuerzo de perdonar una infidelidad puntual que una relación extramatrimonial en toda regla. Las parejas que superan los cuernos suelen ser aquéllas en las que la infidelidad ha sido una aventura breve y puramente sexual. La mayoría de hombres y mujeres llevan mucho peor que además de sexo haya habido sentimientos en la relación extramatrimonial.

*– Características de personalidad de la pareja*

Tras un necesario período de "cicatrización", las parejas que resisten el embate de una infidelidad suelen ser aquéllas capaces de hacer autocrítica, pedir perdón y empezar de cero. Estas características permiten a la pareja hablar de lo ocurrido e iniciar el proceso de "borrón y cuenta nueva". Por el contrario, las parejas que "no olvidan ni perdonan" son menos capaces de superar una infidelidad, ya que eso les va a impedir pasar página y curar las heridas.

*– Vínculo relacional rico*

Las parejas que comparten una vida en común completa tienen más posibilidades de superar la infidelidad. Los hijos, el estilo de vida, el grupo de amigos e incluso los compromisos adquiridos, como la hipoteca, pueden ser factores que favorezcan la superación de la crisis. La razón es sencilla, cuanto más hay en juego, más meditamos nuestras decisiones.

*– Edad y experiencia*

Si la pareja es joven e inexperta será más sencillo que una infidelidad acabe con el vínculo. El idealismo de la juventud puede llevar a romper la relación con más determinación que tras la experiencia de los años.

El requisito común que cumplen las parejas que superan una crisis así es que la calidad del vínculo entre ellos mejore. No hay opción, o cada uno saca lo mejor de sí mismo para reconstruir la relación o no es posible seguir adelante juntos. Tras la infidelidad, la terapia de pareja puede ayudar a ambos a darse cuenta y a corregir los aspectos de la relación que han podido fallar y han creado el caldo de cultivo idóneo para la aparición de la infidelidad.

*Recuerda: la infidelidad es algo tan serio que provoca el fin de la relación en la mayoría de las ocasiones, pero para un 20%-30% de las parejas que la sufren puede suponer un nuevo comienzo.*

# 41 / 100

## ¿CÓMO AFECTA LA EDAD AL FUNCIONAMIENTO SEXUAL?

Puedes disfrutar de una vida afectivosexual satisfactoria hasta el último día de tu vida, si no le cierras la puerta. Pese a que ahora vamos a centrarnos en la fase final de la vida y eso siempre despierta miedos y recelos, que quede bien claro antes de continuar que incluso a los 100 años se puede experimentar placer.

Eso sí, a partir del momento de la concepción, nuestro organismo no dejará de transformarse ni un minuto a lo largo de toda nuestra existencia. Así, al llegar al último tercio de nuestra vida, habremos dejado atrás muchas fases, entre ellas el desarrollo infantil y adolescente y la plenitud física y psicológica de la edad adulta.

Físicamente, a medida que nos hacemos mayores y nos adentramos en la madurez, nuestra piel va perdiendo poco a poco su elasticidad, empiezan a dolernos las articulaciones y nuestra vista se resiente. Todo el cuerpo experimenta cambios con el paso de los años. Y nuestra vida sexual también.

En este sentido, tras el apogeo físico juvenil, en el hombre se produce un descenso progresivo del nivel de testosterona, la hormona sexual por excelencia. Este descenso se hace más importante a partir de los cincuenta años, y se ven afectadas por ello tanto la libido como la función eréctil. En la mujer, los estrógenos y la progesterona descienden de forma más abrupta a partir de la menopausia, cuando los ovarios dejan de ovular y aparecen los sofocos, la sequedad vaginal y la disminución de la libido. Todo esto forma parte de nuestra naturaleza. Si además del propio proceso de envejecimiento natural se dan enfermedades como la diabetes o la hipertensión, un nivel de colesterol elevado o un consumo crónico de tabaco y alcohol, la afectación de la respuesta sexual puede ser más importante. Por eso aprovechamos para recordarte que si llevas una vida sana, sin tóxicos, con buena alimentación y practicando deporte, tu sexualidad te lo agradecerá.

Al envejecer, tanto el sistema de "cañerías" como el sistema "eléctrico" pierden capacidades. Las venas y las arterias dejan poco a poco de hacer su trabajo con el brío y la rapidez de la juventud. Esto dificulta la llegada de sangre a la zona genital, obstaculizando la erección en el hombre y la hinchazón de los genitales externos en la mujer. El sistema nervioso pierde a su vez rapidez a la hora de transportar los estímulos y las respuestas sexuales a través de los nervios que conectan el cerebro y los genitales.

La pérdida de deseo, junto a las dificultades para tener y mantener la erección, y las molestias vaginales debido a la sequedad y la pérdida de elasticidad serán los efectos secundarios sexuales más comunes en hombres y mujeres en esta fase.

Pese a todo, insistimos, eso no implica el fin de la capacidad de nuestro cuerpo de vivir la sexualidad. Eso sí, es necesario mirar más allá de la penetración vaginal, del orgasmo rápido y de la erección rígida y duradera. Hemos de adaptarnos a lo que sí queda intacto: todo lo demás. El área genital, el periné, la piel de todo el cuerpo, entre otros, toman ahora el papel protagonista. Los abrazos, los masajes y la imaginación puede hacernos descubrir una sexualidad diferente, más tranquila. La intranquilidad y el ímpetu juvenil eran facilitados por la testosterona y los estrógenos; ahora que hay menos, contamos con más calma para deleitarnos. En la madurez y la tercera edad, como en la adolescencia, también hay que investigar y descubrir cómo funciona nuestro cuerpo. Por tanto, si teníamos el afecto, las caricias, los abrazos y los besos olvidados, retomémoslos.

*Recuerda: en la madurez y la tercera edad la capacidad de experimentar placer sexual sigue intacta, lo único que varía es que hemos de adaptarnos a los cambios de nuestro cuerpo para poder sentirlo.*

# CAPÍTULO 5.
## LOS ERRORES SEXUALES MÁS HABITUALES

# 42 / 100

## ¿HACES EL AMOR PORQUE QUIERES O PORQUE TOCA?

Los sexólogos definimos como errores sexuales aquellos comportamientos íntimos de una pareja que a la larga pueden derivar en la aparición de efectos secundarios en el deseo y la relación afectivo-sexual de ambos. La clave de la definición que acabamos de exponer es el matiz "a la larga", la duración en el tiempo. Curiosamente, en los próximos capítulos nos daremos cuenta de que muchos de nosotros hemos podido cometer alguna vez (o muchas) los errores que analizaremos. De hecho, toda pareja comete errores sexuales en su relación y no por ello padece graves consecuencias relacionales o sexuales, las dos variables importantes son la "dosis" de errores sexuales que cometemos y el motivo que nos lleva a ello.

Comentarios del estilo de "Yo sé que los domingos por la mañana toca", "Lo hago para que me deje en paz", etc. muestran claramente a qué nos referimos con este error sexual. Hacer el amor porque toca es quizás el error más habitual en el mundo de la pareja y esto se debe, entre otras cosas, a la famosa sincronía del deseo que veíamos en el capítulo 28. La sincronía en el deseo permite a la pareja disfrutar del sexo porque ambos lo buscan, en este caso su apetito sexual confluye. Pero ya sabemos de lo inestable del deseo, y cómo éste puede aparecer y desaparecer debido a múltiples causas. En la vida real tiende a oscilar de forma natural, y por tanto en parejas estables es muy fácil que se dé la situación en la que uno quiere sexo y el otro no.

Veamos cómo puede afectar a la larga este error a quien tiene relaciones sin deseo "porque toca" y a quien sí tiene:

– *Quien lo hace "porque toca"*

Es porque se encuentra en una fase de poco deseo, por tanto, si se fuerza a tener relaciones lo que está provocando sin darse cuenta es anular cada vez más su deseo. Recuerda, si forzamos a menudo las relaciones sin deseo, éste cada vez se esconde más, como lo haría un caracol al que intentamos hacer salir de su caparazón. En muchos casos incluso se puede llegar a desarrollar "sentimiento de tarea", lo cual produce directamente aversión al contacto sexual ("no quiero ni que me toque") porque en lugar de asociarse el sexo al disfrute se asocia con una obligación más.

¿Qué puede hacer quien "lo hace porque toca"? En primer lugar, valorar si esa bajada en el nivel de apetito sexual es puntual o si por el contrario es algo más serio que obedece a causas físicas, psicológicas o (lo más frecuente) motivadas por la propia relación de pareja. Una vez visto esto, ya podemos dar alguna consigna: si la bajada de la apetencia sexual es puntual y el clima de pareja es satisfactorio, no pasa nada por hacerlo "porque toca". Si por el contrario la pérdida de ganas es más seria y duradera, forzarse a tener relaciones sólo va a empeorar la situación.

*– Quien sí tiene deseo*

Tarde o temprano termina por darse cuenta de que a su pareja no le apetece. Nadie es completamente ajeno en este asunto, pese a que se lo intenten disimular muy bien. De hecho, es un darse cuenta pasional más que racional, en el sentido de que es el propio deseo de quien no tiene ningún problema el que se va contagiando lentamente de quien lo hace "porque toca". Es como si ambos se apagaran poco a poco, el uno arrastrado por el otro. Ya sabemos por otros capítulos lo importante que es para la sexualidad sentir el apetito sexual de nuestra pareja.

¿Qué puede hacer? Estar atento a las variaciones del deseo de la pareja y no hacer oídos sordos pensando "ya le volverá". Habladlo y ponedle solución.

*Recuerda: no pasa nada si de vez en cuando lo haces "porque toca", pero no lo conviertas en tu manera de vivir la relación, en ese caso tienes garantizados muchos problemas.*

# 43 / 100

## ¿FINGES EN TUS RELACIONES?

Fingir en la esfera sexual está a la orden del día. Es quizás el error sexual más habitual en las parejas. Ciertas mujeres acostumbran a simular el orgasmo para complacer a su pareja o para dar por terminada la relación sexual cuando no les apetece seguir. Por su parte, algunos hombres fingen que están siempre a punto y preparados para practicar el sexo, que están muy seguros de sí mismos o que sólo quieren sexo, nada de complicidad ni sentimientos. Ambos pueden hacer creer al otro que tienen muchas ganas de mantener una relación sexual, cuando ciertamente están cansados. También se finge para hacer ver al otro que la relación ha sido muy placentera, cuando en realidad no lo ha sido. Al fingir, uno intenta comportarse como cree que el otro espera. Y así quien finge no sólo está simulando una realidad inexistente, sino que además se está traicionando a sí mismo, cayendo en uno de los errores sexuales más típicos.

Existen dos motivos fundamentales que impulsan a las personas a fingir. El primero está relacionado con el miedo. Hombres y mujeres fingen sexualmente por temor a no gustar al otro, a parecer raros o a no cumplir con las expectativas. En estos casos, el miedo que impulsa la simulación está relacionado con tres características psicológicas: el nivel de experiencia sexual, de madurez personal y de autoestima. Cuanto más alto se puntúe un individuo en estos tres factores, menos tenderá a fingir, ya que no será tan vulnerable al miedo ni a intentar simular aquello que no es. Serán personas capaces de aceptar sus limitaciones al mismo tiempo que disfrutan de sus capacidades, con la habilidad de comunicar a su pareja aquello que les gusta y aquello que no, sin miedo a que su identidad se vea debilitada.

El segundo factor que induce a fingir es la utilidad práctica. En este caso se finge para obtener una ventaja secundaria, es decir, se busca un "bien mayor". Como decía una paciente casada desde hacía treinta años con su marido: "Si me acuesto con él, aunque no me apetezca demasiado, consigo que esté unos días muy atento y cariñoso conmigo". En este caso, fingir por utilidad práctica es más fácil para el sexo femenino, ya que el hombre queda rápidamente delatado según el nivel de erección de su pene. La mujer, por el contrario, tiene más capacidad de simular sin que su pareja lo perciba.

En su sentido práctico, fingir puede facilitar las cosas e incluso beneficiar en algunos casos a corto plazo, pero conviene tener en cuenta que siempre acabará dañando a la persona, a la pareja y a la relación a largo plazo. El proceso podría ser el siguiente: se empieza a fingir un día por simple agotamiento, para complacer al otro. En el fondo la relación no apetece, pero se simula lo contrario. Poco a poco, la conducta se repite, ya que ha resultado útil anteriormente. Más adelante, fingir se consolida como algo habitual y además se puede empezar a pensar que ya es tarde para hablar del tema con la pareja por el simple argumento de: "Pensará que he estado fingiendo hasta ahora". Y así, sin que uno se dé cuenta, va pasando el tiempo.

Por si esto fuera poco, cuando una persona se comporta sexualmente de una forma que no le es propia, tarde o temprano acaba por sentirse asqueada de su comportamiento y de la reacción que provoca en el otro. Fingir conduce lenta pero inexorablemente a dejar de desear a la persona que tenemos delante y a apagar el instinto sexual. Poco a poco va dejando de apetecer dar y recibir muestras de afecto y se evita iniciar el contacto sexual. Entretanto, la pareja, que no entiende nada de lo que ocurre, puede sentirse muy mal, y de esta manera se están sentando las bases para desencadenar una auténtica crisis conyugal.

En resumen, pese a que fingir resulte útil en un momento determinado, conviene limitarlo a ciertas ocasiones puntuales, cuando el beneficio obtenido sea más importante que los riesgos que se corren. Si sientes que lo haces a menudo, puede que tras ello haya un problema afectivosexual por resolver. Si en lugar de tratar el problema lo ignoras y sigues fingiendo, al final tendrás dos problemas en lugar de uno.

*Recuerda: trata de no fingir nunca, es mejor ser auténtico/a, pero si lo haces, hazlo con moderación.*

# 44 / 100

## ¿DAS MÁS IMPORTANCIA AL PLACER DE TU PAREJA QUE AL TUYO?

En este punto nos adentramos en el terreno del altruismo sexual. Ser sexualmente altruista significa querer que nuestra pareja disfrute durante la relación sexual, y éste es en principio un noble objetivo. Sin embargo, puede convertirse en un grave error sexual y provocar efectos negativos si lo llevamos al extremo de olvidarnos de nosotros mismos. Si recordamos los primeros capítulos del libro, una relación sexual satisfactoria es aquélla en la que se desarrollan las fases de excitación, meseta y orgasmo de forma sincronizada en la pareja. Esto no significa que todo tenga que ocurrir a la vez para que sea perfecto (ojo con el mito de la necesidad de buscar el orgasmo simultáneo), pero sí al menos de forma coordinada. Teniendo en cuenta que el nivel de excitación y de placer disminuye si no seguimos el ritmo que nuestro propio deseo nos marca, que no nos extrañe que todo pueda salir mal si nos olvidamos de nosotros mismos pensando en que nuestra pareja disfrute.

Para que todo funcione correctamente, es decir, para que el deseo de ambos baile al son de la misma música, la relación sexual debe vivirse desde el egoísmo sexual positivo. ¿Qué significa este concepto? Como explica Antoni Bolinches en su libro *Sexo sabio*, el egoísmo sexual positivo sería la capacidad de armonizar la satisfacción personal de los instintos sexuales con la relación de pareja. Si el egoísmo implica seguir el instinto de conservación mediante el cual damos rienda a suelta a nuestras apetencias, el egoísmo positivo es adecuar ese instinto a la relación con el otro, respetando al otro.

La cosa es sencilla: si yo me olvido de mí para darte placer a ti, tarde o temprano mi sexualidad se verá afectada, porque no me estoy respetando. Si por el contrario ambos nos relacionamos sexualmente teniendo cada uno en cuenta sus necesidades además de las del otro, todo fluirá.

Como siempre decimos, el efecto perjudicial estará en la dosis de altruismo que empleemos. Si una noche queremos llevar a nuestra pareja al séptimo cielo haciendo lo que sabemos que le encanta, se hace, faltaría más. Pero cuidado con reprimir los deseos propios más de la cuenta.

¿Qué mueve a una persona a ser excesivamente altruista en lo sexual, hasta el punto de olvidarse de sí misma?

– *Búsqueda de aprobación.* Las personas que necesitan la aprobación de los demás para sentirse seguros de sí mismos tienden a buscar la aprobación también en la sexualidad. El altruismo sexual se convierte en una fuente de reconocimiento y agradecimiento por parte de la pareja. Pero tarde o temprano el sistema empieza a hacer aguas, ya que recordemos que para que todo fluya es importante que nuestra pareja detecte que nosotros también disfrutamos plenamente.

– *Inexperiencia frente a experiencia.* Si hay una divergencia muy grande entre los miembros de la pareja en el nivel de experiencia sexual, puede provocar que el menos experto trate por todos los medios de hacer que el otro disfrute para que no detecte su inexperiencia.

– *Nivel de importancia que atribuimos a la pareja.* Si nuestra pareja nos parece alguien que realmente merece la pena, es decir, si le atribuimos muchas cualidades positivas, es fácil que intentemos hacerle sentir el máximo placer aun a riesgo de olvidarnos de nosotros mismos durante el proceso.

En el fondo, todos estos ejemplos están relacionados. En todos ellos una persona se olvida de su propio ritmo para centrarse en el del otro. El error reside en creer que si me centro en el otro todo irá mejor, cuando es justo al contrario: si ambos practicamos desde el egoísmo sexual positivo "usando" en cierta medida al otro para nuestro propio placer, ambos saldremos ganando.

*Recuerda: si quieres que todo vaya bien, no te olvides de ti durante la relación, practica desde el egoísmo sexual positivo.*

# 45 / 100

## ¿ERES DE LOS QUE PIENSAN QUE EL PROBLEMA SE SOLUCIONARÁ SOLO?

Pedro acude a consulta muy abatido, ya que está atravesando una grave crisis matrimonial. Laura, su mujer, le ha pedido el divorcio. Viene solo a su primera cita. Ella ha tirado la toalla y lo único que quiere es que él se vaya de casa.

Llevan quince años casados. Hace seis cruzaron el Atlántico desde su México natal para probar fortuna en España. Aquí han tenido dos hijos que en la actualidad tienen 5 y 3 años. Laura, como ama de casa, se encarga del cuidado de los hijos, mientras que Pedro se gana la vida como pintor de brocha gorda en una empresa de servicios. Viven bien, pero sin demasiada holgura económica. Laura es una buena administradora del hogar. El objetivo de ambos al venir a España era montar una empresa en un entorno más propicio para la educación de sus hijos. Pedro había saboreado cierto éxito profesional en su país administrando varias empresas de informática, y aquí, a causa de la crisis, su vocación de emprendedor estaba frustrada. Sentía que uno de los objetivos fundamentales del cambio de país no se había hecho realidad.

A lo largo de las dos primeras sesiones, en las cuales se completa la historia clínica del paciente, salió a la luz un problema central de la relación de pareja: Pedro padecía eyaculación precoz. Sin embargo, en más de quince años de relación nunca habían intentado poner remedio a esta disfunción. De hecho, prácticamente no hablaban del tema. Pedro había sufrido mucho con esto, puesto que sabía que su mujer se sentía frustrada sexualmente y cada vez se excitaba menos. Él se sentía muy culpable. En alguna ocasión propuso a su mujer acudir a terapia sexual, pero ella siempre le decía que fuese él, que ella no tenía ningún problema.

La relación fue empeorando progresivamente. Como sabemos, la calidad de la vida afectivosexual es consecuencia del buen clima de pareja, pero a su vez el buen clima de la relación depende de la calidad de lo afectivosexual. Son dos esferas que se retroalimentan. Así, de ser una pareja sexualmente activa en sus comienzos, a día de hoy llevaban más de dos años sin tener ningún contacto físico.

Pedro había dejado de acercarse afectiva y sexualmente a su mujer, "no quería que ella sufriese más", decía como justificación a su conducta de evitación sexual. Para evitarle a su mujer la frustración producida por su eyaculación precoz, la había privado de todo contacto físico. De este modo, tratando de evitar un problema había generado otro mucho mayor.

Ante una disfunción sexual hay que actuar. Hemos de poner solución, solos o en pareja. No podemos pretender que la relación funcione en clave de frustración afectivosexual, ya que esto acaba inexorablemente con los cimientos de la relación y poco a poco ésta se degrada.

En el caso de Pedro, el largo tiempo transcurrido sin poner remedio a la disfunción contribuyó a un deterioro definitivo. Si bien no sólo se degradan las parejas por la mala calidad afectivosexual, esto constituye un caldo de cultivo idóneo para las malas relaciones. A estas alturas, Laura ya no quería que su marido se le acercase.

*Recuerda: si a consecuencia de la disfunción evitas las relaciones, tarde o temprano puedes quedarte sin relación.*

# 46 / 100

# LAS COMPARACIONES SON ODIOSAS, ¿VERDAD?

Si esta expresión coloquial así lo afirma, será por algo. Da la impresión de que el ser humano tiende a compararse por naturaleza con sus semejantes. Unos lo hacen para competir con los demás según el coche, el puesto de trabajo o la casa que tienen. Otros se comparan con respecto al estilo, el gusto estético y el nivel cultural. Y muchos lo hacen también atendiendo a la cantidad de dinero que poseen. De hecho, el número de aspectos en los que podemos compararnos los unos con los otros es casi infinito.

Compararnos nos permite clasificarnos en un determinado grupo y así saber si estamos igual, mejor o peor que el resto, lo cual a su vez tiene un efecto directo en nuestra autoestima. Si salimos bien parados en la comparación, la autoestima, entendida como la seguridad personal y la valoración de uno mismo, aumenta. Pero si salimos perdiendo en la comparación la autoestima desciende.

Ni que decir tiene que la necesidad de compararse con los demás tiene que ver con el nivel de madurez personal. Las personas que alcanzan la madurez psicológica no necesitan compararse con nadie para alimentar su autoestima, ya que ésta no depende de cosas externas, sino de cualidades internas. Sin embargo, en nuestro camino hacia esa madurez todos podemos pasar por fases en las que ponderamos nuestra valía y nuestras capacidades con respecto a las de los demás.

A nivel sexual las comparaciones pueden acarrearnos ciertos efectos secundarios.

En el caso de los hombres, la tendencia a comparar se lleva también a la cama, para medir el nivel de competencia como amante. Gran número de ellos se comparan mentalmente con el resto de amantes que haya podido tener su pareja, buscando responderse a sí mismos la pregunta de si ésta los clasificará "de los mejores" o "los peores". La comparación incluye el tamaño del pene, la capacidad amatoria, la destreza sexual, etc. Todos estos datos pasan por la cabeza de muchos hombres durante la práctica sexual y constituyen la raíz de multitud de inseguridades, miedos y problemas sexuales.

La liberación sexual ha permitido que el número de experiencias sexuales de hombres y mujeres aumente y, por tanto, también las oportunidades de compararse entre sí.

Recordemos que para que la sexualidad funcione correctamente hemos de liberarnos de cualquier estrés o preocupación y, por tanto, si mientras practican sexo hombre y/o mujer están pensando "¿qué pensará de mí?, ¿le gustará como lo hago?", es fácil que su instinto pueda bloquearse y deje paso a las disfunciones sexuales. Así, el bajo deseo o la impotencia en el varón y la dificultad para excitarse y llegar al orgasmo en la mujer tendrían su razón de ser en este escenario.

En el caso de las mujeres hay que señalar que la comparación sexual es menos feroz que en los hombres. En cualquier caso, cierto porcentaje de ellas llegan a convertir el hecho de alcanzar el orgasmo (o los orgasmos) en un objetivo fundamental a conseguir. Y ya sabemos que si intentamos controlar nuestro instinto lo bloqueamos.

El hecho de compararnos sexualmente puede afectar nuestra vida sexual, ya que aumenta la inseguridad personal, lo cual abre la puerta al estrés y a las disfunciones. Así que el consejo fundamental para hombres y mujeres es que, si lo desean, se comparen y compitan en todo con los demás, pero que en lo que respecta a su sexualidad y a su vida íntima se traten a sí mismos como si fuesen los únicos y los mejores para sus parejas. Esa ilusión de ser únicos y olvidarse del resto permite vivir la sexualidad en una atmósfera cómoda que favorecerá el disfrute de ambos.

*Recuerda: no te compares, eres único/a para tu pareja.*

# CAPÍTULO 6.
# PRINCIPALES MOTIVOS DE CONSULTA SEXUAL

# 47 / 100

## ¿CUÁNTO NOS AFECTAN LAS DISFUNCIONES SEXUALES?

Si la vida sexual humana pertenece a la esfera más íntima del individuo, las disfunciones que la alteran constituyen casi un tabú. Incluso en el marco de las consultas sexuales, la idea de padecer un problema sexual y acudir a un especialista supone una de las mayores angustias posibles para muchas personas. Dentro de la enorme cantidad de datos, estadísticas y estudios existentes sobre el sexo, hemos querido recopilar los más fiables para contribuir a normalizar este asunto.

Lo primero que observamos al analizar diversos estudios es que las disfunciones sexuales son más habituales de lo que podríamos creer: entre un 50% y un 70% de los individuos sufrirán alguna disfunción sexual a lo largo de su vida. La presencia de disfunciones variará en función de la edad y de otras variables relacionadas con la salud física o mental. Los problemas sexuales afectarán a entre tres y seis de cada diez mujeres y a alrededor de cuatro hombres de cada diez.

*En cuanto a los hombres*
— Entre el 20% y el 40% de ellos sentirán una disminución permanente del deseo sexual en algún momento de su vida. Este porcentaje aumentará con la edad, a medida que se vayan añadiendo enfermedades, tratamientos farmacológicos, crisis vitales, etc.

— Un 10% de los hombres de entre 30 y 39 años tendrán dificultades para mantener la erección. El porcentaje aumenta hasta el 20% o el 30% en los hombres de entre 50 y 60 años. A partir de los 70-75 años, serán entre el 50% y el 60% de los varones quienes tengan algún problema de erección.

— En cuanto a la eyaculación precoz, 3 de cada 10 hombres eyaculan con demasiada prontitud entre los 20 y los 40 años. No obstante, según los criterios que se elijan para hacer la evaluación, podrían cumplir los baremos de precocidad eyaculatoria 7 de cada 10 hombres. Esta disfunción puede mejorar a lo largo de los años gracias a los cambios fisiológicos que se van produciendo, a la experiencia adquirida y a la terapia sexual.

– Entre un 10% y un 20% de los hombres eyacularán tardíamente o no eyacularán. Será más frecuente encontrar este problema en edades avanzadas y en pacientes con enfermedades pélvicas concomitantes.

*En cuanto a las mujeres*

– Entre un 30% y un 50% de ellas presentarán un bajo deseo sexual permanente en diferentes épocas de su vida, que podrá estar relacionado con factores relacionales, enfermedades, tratamientos farmacológicos, crisis vitales, etc.

– De 3 a 5 de cada 100 mujeres podrán presentar vaginismo.

– Entre un 10% y un 20% de las mujeres sufrirán dolor durante las relaciones coitales. Este porcentaje puede aumentar hasta el 40% o el 50% a partir de la menopausia si no se toman las medidas correctoras necesarias.

– Entre un 50% y un 70% de las mujeres no alcanzarán el orgasmo por vía coital, pero sí lo conseguirán a través de la estimulación del clítoris.

– Entre un 20% y un 40% de mujeres podrán presentar anorgasmia (ausencia de orgasmo) en la mayoría de sus relaciones sexuales durante diferentes etapas de su vida, como por ejemplo en la adolescencia o posadolescencia y en las fases iniciales de nuevas relaciones de pareja.

A la vista de estos datos, no tiene sentido exigir ni exigirse que el sexo y las relaciones sexuales sean siempre perfectas. Pese a que dejemos libertad a nuestro instinto y a nuestro deseo, en ocasiones las relaciones pueden complicarse. No pasa nada por ello, somos humanos, no máquinas.

*Recuerda: las disfunciones sexuales forman parte de la vida, y para todas ellas existen herramientas que te pueden ayudar.*

# 48 / 100

## DISFUNCIONES SEXUALES: ¿CAUSAS FÍSICAS O PSICOLÓGICAS?

La medicina y la psicología que se practican hoy en día son disciplinas cada vez más especializadas. De esta manera, los profesionales de la salud pueden llegar a convertirse en expertos en alguna de las diferentes piezas del motor que conforma el organismo y la mente humana. Uno de los objetivos que nos ha llevado a esta especialización es intentar mejorar los resultados terapéuticos y ofrecer un mejor servicio a los pacientes. Sin embargo, el ser humano no es únicamente un puzle formado por varias piezas que funcionan de forma independiente: nuestro organismo es un "todo" en equilibrio. Por este motivo necesitamos profesionales con una visión de conjunto.

Existen algunas enfermedades producidas por causas físicas (gripe) y otras por causas psicológicas (estrés), pero ¿qué ocurre cuando los problemas de salud tienen a la vez causas físicas y psicológicas? Hoy en día cada vez es más evidente que muchas patologías tienen un origen psicosomático, es decir, se trata de problemas físicos que tienen su origen en problemas psicológicos.

En el ámbito sexual se hace muy evidente la relación entre la mente y el cuerpo. Si todo va bien, ambos funcionan correctamente, pero si se produce cualquier alteración psicológica o física suficientemente importante la vida sexual puede verse afectada. La causa psicosomática suele estar detrás de la mayoría de las disfunciones sexuales, si bien es cierto que en algunas situaciones sí podemos observar una causa orgánica clara del problema, como en el caso de la disfunción eréctil provocada por lesiones medulares o en los problemas sexuales secundarios a la diabetes.

A consecuencia de esta fuerte relación entre la mente y el cuerpo en el ámbito de las disfunciones sexuales, el trabajo del sexólogo tiene en cuenta los diferentes aspectos del individuo. No sólo se ha de examinar si el deseo o la excitación no funcionan correctamente, sino que ha de tenerse una visión global de la persona que tenemos enfrente. Pese a que los profesionales nos hayamos especializado tanto, el organismo humano sigue funcionando como una totalidad.

Cuando Alberto se enteró de que Ángela, su mujer, estaba embarazada de su tercer hijo, su mente se quedó helada. La familia dependía económicamente de su trabajo. Su mujer se había quedado en casa para cuidar de sus dos hijos y ahora con el tercero no se planteaba volver a trabajar, ya que su sueldo sólo daría para poder pagar a una chica que se encargase de cuidar a sus hijos todo el día. Alberto era un buen comercial, pero en la coyuntura de crisis actual su puesto podía desaparecer de la noche a la mañana. Y eso podía suponer un desastre para todos. Pese a que varias veces pensó en plantearle a su mujer la posibilidad del aborto, decidió ser valiente y tirar hacia adelante con su familia numerosa. Eso sí, pese al valor que demostró, sus niveles de estrés y de ansiedad aumentaron considerablemente. En el transcurso de los dos años siguientes, su nivel de libido fue descendiendo lentamente y sintió que su deseo sexual desaparecía. Llegó incluso a perder la erección en muchas ocasiones.

A raíz de estas pérdidas de erección, Alberto decidió recurrir al urólogo, quien, tras el análisis de sangre y las exploraciones correspondientes, determinó que su problema eréctil no tenía un origen orgánico. Así que Alberto siguió los consejos de su médico y buscó un profesional especializado en sexología.

En este sentido, el caso de Alberto constituye un claro ejemplo de cómo los problemas emocionales pueden interferir en el funcionamiento normal de nuestra sexualidad. No debemos limitarnos simplemente al hecho objetivo de que su pene falla, sino que hemos de intentar averiguar qué puede estar causando ese problema si realmente queremos ser eficaces.

*Recuerda: las causas de las disfunciones sexuales pueden ser físicas, psicológicas o, como suele ser más frecuente, psicosomáticas.*

# 49 / 100

## EYACULACIÓN PRECOZ: ¿EYACULAS ANTES DE LO QUE TE GUSTARÍA?

Entre un 25% y un 40% de los hombres padecen o han padecido eyaculación precoz a lo largo de su vida. Sin lugar a dudas, éste es uno de los motivos de consulta sexual más frecuentes a día de hoy. No obstante, hemos de tener en cuenta que la vivencia de la eyaculación precoz como un problema es algo relativamente nuevo en nuestra sociedad. Fue a partir de la liberación sexual femenina del siglo XX cuando el control del orgasmo masculino se convirtió en algo importante. Hasta entonces, el hecho de que un hombre tardase más o menos en eyacular no tenía ninguna importancia, por el simple motivo de que el placer femenino no se tenía en cuenta.

Por otro lado, desde el punto de vista de la reproducción de las especies, se puede comprender la utilidad filogenética de la precocidad eyaculatoria. En este sentido, a los mamíferos les beneficia eyacular rápidamente, ya que esto permite al macho fecundar al mayor número de hembras posible y a la vez evitar a otros competidores, asegurándose así su descendencia.

En la bibliografía existente encontramos varias definiciones de eyaculación precoz (EP), cada una con sus propios matices. Algunas definen la EP como aquélla que se produce antes de los primeros 10 o 15 empujes coitales. Otras hacen referencia al tiempo transcurrido. Así, eyacular antes de 3 minutos podría ser considerado EP.

Sin embargo, a nivel sexológico, la definición de EP es algo más compleja, ya que implica una vivencia física pero también psicológica del problema. Un hombre con EP sería aquél que durante las fases de excitación y meseta tiene dificultades en la percepción y el control de las sensaciones corporales que se van sucediendo, provocando eyaculaciones rápidas. La EP produce además malestar psicológico y frustración sexual en el hombre y su pareja.

La EP puede ser de dos tipos:

1. El primero es el caso de los hombres que siempre han eyaculado de forma precipitada. A ésta se la denomina EP primaria. Su origen puede deberse a una causa física, como una hiperactivación del sistema nervioso simpático, lo cual provoca que la respuesta orgásmica se active con demasiada rapidez. La EP primaria también puede deberse al carácter de la persona: factores como la elevada exigencia personal y la tendencia a la ansiedad favorecen a su vez esta activación del sistema nervioso. Otra causa frecuente de la EP primaria es la desinformación y el desconocimiento de la sexualidad masculina y femenina, lo cual lleva a una falta de sincronía en la pareja.

2. Cuando la EP se da en hombres que no habían mostrado ningún problema con anterioridad, hablamos de EP secundaria. Este tipo de EP puede deberse a causas físicas, como los problemas prostáticos, la administración de ciertos fármacos, la existencia de disfunción eréctil previa, etc. La EP secundaria también puede tener causas psicológicas: el hecho de iniciarse con parejas nuevas, la falta de experiencia, el miedo al fracaso o cuando se espera mucho de nosotros en el ámbito sexual pueden ser motivo de EP en varones que nunca hasta entonces la habían padecido. Así, el hombre acaba por centrarse más en detalles externos y en "cumplir" que en el propio desarrollo de su sexualidad, lo cual lo hace vulnerable a la EP.

*¿Cómo se soluciona?*

Lo primero que hay que hacer es acudir a un especialista en sexología clínica. Recuerda que lo más importante es que la disfunción no se cronifique. El tratamiento irá dirigido a favorecer la sincronía sexual individual y de pareja (ver capítulo 28) y a desarrollar un aumento del control eyaculatorio mediante técnicas de focalización sensorial. A lo largo de los próximos capítulos tendrás más información de lo que tú puedes hacer. Por otro lado, si existen causas físicas se podrá combinar el tratamiento sexual con fármacos que permitan el aumento de la fase preorgásmica.

*Recuerda: la eyaculación precoz es una de las disfunciones sexuales más habituales en el hombre y tiene solución. No pierdas ni un minuto preocupándote y ponte manos a la obra para superarla.*

# 50 / 100

## EYACULACIÓN RETARDADA: ¿TARDAS MUCHO EN LLEGAR AL ORGASMO?

La eyaculación retardada (ER) no suele ser un motivo habitual de consulta sexual. De hecho, no está claro cuánto tiempo tiene que pasar para que la eyaculación pueda tacharse de "retardada". Podríamos consensuar que la ER se produce cuando, tras realizar una estimulación adecuada y transcurrido un tiempo prudencial, no se desencadena el reflejo eyaculatorio. Además, esto causa malestar individual y de pareja. La ER y la aneyaculación (ausencia total de eyaculación) forman parte de un continuum del mismo proceso, en el que la respuesta eyaculatoria se ve alterada.

En un estudio realizado en 2008 por Corty y Guardiani, se concluyó que puede hablarse de ER si transcurren más de 19 minutos de estimulación tratando de alcanzar la eyaculación sin que ésta se produzca.

Es importante aclarar que el orgasmo y la eyaculación masculina no son lo mismo. Se trata de dos reflejos orgánicos independientes, a pesar de que habitualmente suelen presentarse juntos. Como veremos en el capítulo 67 ("¿Qué es el sexo tántrico?"), mediante la práctica el hombre puede desarrollar la capacidad de acelerar o retrasar su eyaculación. Por tanto, sabiendo que el orgasmo y la eyaculación son dos procesos diferentes, habrá casos en los que se retarden tanto uno como otro, casos en los que se produzca orgasmo y sólo se retrase la eyaculación y otros en los que sea posible eyacular sin sentir el orgasmo.

Como ya hemos apuntado, existen ciertas causas orgánicas que explicarían la ER. La primera es una explicación puramente fisiológica: a medida que el ser humano envejece, el tiempo que tarda en eyacular se alarga. En sentido patológico, las principales causas de ER serían las alteraciones de las vías seminales, las enfermedades que provocan alteraciones medulares, la afectación nerviosa por diabetes o por abuso de alcohol, la hiperprolactinemia, la administración de ciertos fármacos y ciertas cirugías pélvicas o de próstata. Alguna de estas causas puede también estar detrás de la eyaculación retrógrada que padecen ciertos hombres. En ocasiones, estos casos pueden confundirse con la ER, pero en realidad esta disfunción está provocando que el líquido seminal fluya hacia la vejiga en lugar de hacia el exterior.

Entre los factores psicológicos que provocan la ER encontramos la ansiedad, eterna enemiga del sexo y del placer humano. Ésta, a su vez, puede activar el miedo a no ser un buen amante y contribuye a producir una actitud de autoobservación, por la que el afectado está más pendiente de su respuesta sexual que de la propia relación. La ER puede también estar relacionada con algún acontecimiento infantil y darse en personas con cierta tendencia obsesiva y necesidad de control. Muchas veces se relaciona la ausencia de eyaculación con una mala relación de pareja o con temores inconscientes, por ejemplo a que se produzca un embarazo no deseado.

A día de hoy, un hombre que tarde en eyacular puede parecer afortunado a primera vista, ya que eso lo aleja de la temida eyaculación precoz. La ER puede resultarle útil a la mujer que únicamente llega al orgasmo mediante la penetración vaginal y que además tarda en alcanzarlo. Pero, por otro lado, puede constituir un problema importante en parejas donde la mujer llegue rápidamente el orgasmo, ya que la estimulación prolongada puede producir molestias físicas a causa del roce continuado y problemas relacionales debido a esta falta de sincronía.

El tratamiento dependerá de la causa de la disfunción. En este sentido, podrá consistir en la sustitución de los fármacos causantes de la disfunción y/o en la reeducación del reflejo eyaculatorio mediante técnicas de erotización y focalización sensorial. También será útil realizar un trabajo psicológico individual o de pareja cuando el caso así lo requiera. Cuando el origen sea una lesión orgánica, no quedará otra solución que adaptar la relación a nuevas experiencias sexuales.

*Recuerda: la eyaculación retardada y la aneyaculación consisten en la pérdida de control de ese reflejo, al margen de si se produce o no el orgasmo.*

# 51 / 100

## DISFUNCIÓN ERÉCTIL: ¿TU ERECCIÓN NO ES COMPLETA?

La disfunción eréctil (DE) es la incapacidad para conseguir o mantener la erección del pene con la suficiente rigidez como para terminar la relación sexual de forma satisfactoria. Esto produce malestar en la persona afectada y también en su pareja. Junto a la eyaculación precoz, es la disfunción sexual más frecuente en las consultas de sexología clínica.

En hombres jóvenes, la causa fundamental de la DE es psicológica. La ansiedad de rendimiento, la inseguridad del inexperto, las personalidades obsesivas o controladoras, etc. suelen ser factores que predisponen a padecer este problema. Por ejemplo, a raíz de disfrutar de una noche de fiesta en la que se haya ingerido alcohol, o simplemente a consecuencia de un exceso de cansancio acumulado, puede producirse un "gatillazo", algo tan temido como inofensivo. En cierto tipo de personalidades estas pérdidas transitorias de la erección provocan pensamientos catastrofistas durante el encuentro sexual, los cuales impiden la vuelta a la normalidad de la erección. Estos pensamientos pueden surgir más adelante, en otros encuentros sexuales, bloqueando nuevamente la respuesta. Cuando el hombre detecta que su erección decae o no llega a ser suficiente como para penetrar, desarrolla una actitud de autoobservación. Es decir, se centra en sí mismo, desconectando de la relación de pareja, y se dedica a analizar, como si de un detective se tratase, el nivel de erección que tiene su pene. De esta manera está dejando de percibir las sensaciones placenteras y eróticas propias de la relación, con lo cual bloquea el estímulo erótico que le permitiría recuperar la erección.

Poco a poco, el pensamiento se convierte en el peor enemigo del hombre a partir de este momento. Se tortura a sí mismo diciéndose que no está a la altura, temiendo no funcionar tampoco en la próxima relación sexual y llegando incluso a plantearse evitar las relaciones. Todo esto puede empeorar aún más dependiendo de la calidad de la relación de pareja. En muchos casos la pareja puede sentenciarle diciendo: "¿Es que ya no te gusto?", lo cual hace saltar todas las alarmas en el varón. Si no se detiene el proceso, estamos ante una escalada de estrés, preocupación y ansiedad que puede convertir un simple gatillazo puntual en un serio problema de disfunción eréctil.

A medida que el hombre envejece, las causas orgánicas se unen a las psicológicas como desencadenantes de la DE. La erección se produce gracias a la entrada de sangre en los cuerpos esponjosos que se encuentran en el pene. Como si de una esponja se tratase, absorben la sangre que llega gracias al impulso sexual desencadenado en la excitación. La dureza de la erección depende de la cantidad de sangre acumulada en el pene y finaliza cuando ésta comienza a abandonarlo y vuelve nuevamente al torrente sanguíneo. Existen muchos factores orgánicos que pueden precipitar la pérdida de erección, como por ejemplo la diabetes, la hipertensión, la insuficiencia renal y el déficit de testosterona. Hábitos tóxicos como el tabaquismo, el alcoholismo y la vida sedentaria pueden también interferir en el proceso de erección.

La DE psicógena tiene tratamiento, y generalmente suele ser corto, si la persona pide ayuda con rapidez. Dejar pasar el tiempo sin ponerse en manos de un profesional es de lo más contraproducente. Durante la terapia se facilitan herramientas para el control de la preocupación, se desarrolla la focalización sensorial en pareja y se abordan diferentes mecanismos para aumentar la autoconfianza del paciente. Paralelamente, mediante psicoeducación se desmitifica la información errónea sobre la sexualidad que gran parte de la población aún mantiene y que contribuye a alimentar la disfunción. Cuando el caso así lo requiere, se trabaja en pareja.

Cuando se considera necesario el tratamiento, se puede combinar con ayuda farmacológica. Fármacos como Viagra, Cialis o Levitra favorecen la entrada de sangre en el pene para mantener la erección.

*Recuerda: "Si la erección se va, déjala, que ya volverá" (Antoni Bolinches). Si te dejas llevar por el pánico, ten por seguro que no lo hará.*

# 52 / 100

## DISMINUCIÓN DEL DESEO MASCULINO: ¿POR QUÉ OCURRE?

Pensar que un hombre puede padecer una disminución en su nivel de deseo sexual, o perderlo completamente, puede extrañar a muchas personas. Sin embargo, hablar de este mismo problema en el caso de las mujeres no sorprendería a casi nadie. Esta doble vara de medir es una prueba inequívoca de que el mito del capítulo 71 ("El hombre tiene que estar siempre a punto") aún sigue coleando. Este mito y otros similares contribuyen a que esta disfunción se trate rara vez o muy tarde en las consultas, en ocasiones tras varios años padeciéndola. Para la mayoría de los hombres es un mal trago admitir que padecen un problema sexual y esto se debe, entre otras cosas, a que la autoestima masculina está íntimamente ligada a la destreza sexual. Gracias al arraigo de los mitos, el hombre tiende a dar por sentado que todo lo sexual debe funcionar siempre como un reloj suizo.

Dentro de las disfunciones masculinas la disminución del deseo es una de las que más afectan emocionalmente, y esto la convierte en un problema que tiende a ocultarse.

Sin embargo, el hecho clínico objetivo es que el deseo sexual masculino puede sufrir alteraciones debido a múltiples causas. ¿Cuáles son las principales?

### 1. Causas relacionales

Son aquéllas que tienen su origen en la vivencia de la relación de pareja. Como veíamos en el capítulo 11 ("¿Por qué hablamos de revolución sexual en el siglo XXI?"), la revolución sexual femenina que fructificó en la necesaria igualdad entre hombres y mujeres a nivel sexual ha contribuido por otro lado a generar miedo al desempeño sexual en ciertos hombres. Principalmente en aquéllos que por su forma de ser viven la sexualidad desde creencias internas estresantes, como "tengo que cumplir", "no puedo fracasar", "¿qué va a pensar de mí?", "¿estaré a la altura de sus anteriores parejas?", etc. Estos hombres cargan sobre sus espaldas una gran responsabilidad. Al no tener en cuenta que el nivel de placer femenino no depende únicamente de sus capacidades amatorias, se sienten los únicos responsables, y eso puede provocar miedo a cualquiera, favoreciendo a su vez la disminución del deseo.

Por su parte, los problemas relacionales de pareja, como los resentimientos y los rencores acumulados, las luchas de poder y la falta de comunicación, también ejercerán un importante papel en la desestabilización del deseo.

### 2. Causas psicosexuales

El hecho de padecer cualquier disfunción sexual previamente, como por ejemplo disfunción eréctil o eyaculación precoz, puede contribuir al deterioro del nivel de deseo en el varón. La angustia y el estrés de quien padece alguno de estos problemas hacen que el cerebro disminuya el nivel de deseo como mecanismo de protección. Otra causa frecuente es el hecho de que la pareja padezca problemas de índole sexual, como vaginismo o dolor coital. En estos casos la disfunción de la pareja puede contribuir a su vez a la aparición del problema en el hombre.

### 3. Causas biológicas

Sabemos que con la edad se produce un descenso lento y progresivo en los niveles de testosterona masculinos, lo cual favorece el decaimiento natural del ímpetu y el deseo sexual propio de la juventud. Si al descenso fisiológico de la testosterona le añadimos el aumento del cortisol (la hormona del estrés) debido a las tensiones personales y de la vida cotidiana, la disminución del deseo será más rápida. He aquí otro argumento de peso para aprender a relajarse y a controlar la ansiedad.

Además del efecto del estrés, el hecho de padecer enfermedades como diabetes, insuficiencia renal o cardíaca, trastornos del sueño, dolor crónico o problemas anímicos puede estar detrás del problema de deseo. Es decir, cualquier alteración que afecte directa o indirectamente tanto al nivel de testosterona y de prolactina como al sistema nervioso puede ser responsable de la alteración.

*Recuerda: el deseo sexual del hombre también es vulnerable y puede verse afectado por diferentes causas. No esperes y ponle solución.*

## 53 / 100

# VAGINISMO: ¿SIENTES UNA BARRERA QUE IMPIDE LA PENETRACIÓN?

En el momento de la penetración, ciertas mujeres sienten que su entrada vaginal se tensa y se bloquea, convirtiéndose en un orificio extremadamente pequeño, como si estuviese cerrado. Por más que deseen permitir el paso y poder mantener una relación coital, algo se lo impide, a pesar de que en las visitas a su ginecólogo nunca ha aparecido problema físico alguno.

El vaginismo es una disfunción sexual que produce la contracción espasmódica involuntaria de la musculatura que rodea el tercio externo de la vagina cuando se intenta introducir algo en ésta, como un dedo, un tampón, el pene o material ginecológico. El nivel de gravedad de la disfunción variará en cada caso. Consideraremos que es un trastorno leve si se permite la introducción de un dedo en la vagina, a pesar de que no pueda entrar el pene. Será moderado si no permite la introducción del dedo, grave cuando se evitan las relaciones sexuales y muy grave si, ante la expectativa de mantener una relación sexual, se siente miedo y aparecen la ansiedad y la aversión sexual.

Dependiendo de la gravedad del vaginismo, la mujer adaptará su vida sexual a sus limitaciones, y podrá mantener relaciones sexuales en las que exista todo tipo de estimulación, con excepción de la penetración vaginal. De hecho, en muchas ocasiones se convierten en grandes amantes, ya que compensan su déficit con otras habilidades. No obstante, en la mayoría de los casos, al ver que no pueden tener una vida sexual "normal" como la que sus amigas les cuentan y como saben que sus parejas desearían, su autoestima y su seguridad personal se resienten enormemente, llegando incluso a evitar las relaciones de pareja para no afrontar la incapacidad de ser penetradas. De esta forma, manteniendo su deseo en estado basal, pueden pasar años hasta que intentan ponerle solución.

El vaginismo puede desencadenarse por causas secundarias a un problema orgánico. Las inflamaciones pélvicas, la endometriosis y las secuelas de ciertas operaciones ginecológicas podrían estar detrás de este bloqueo de la musculatura vaginal, ya que pueden producir dolor con la penetración y, de forma secundaria, generar el espasmo muscular de defensa.

Sin embargo, las causas psicológicas están detrás de la mayoría de los casos de vaginismo. El miedo al embarazo o a contagiarse de enfermedades de transmisión sexual, la falta de información y, sobre todo, el miedo a que se repita cierto dolor que se sufrió en una ocasión y que aparece cada vez con más frecuencia desde entonces (ya que no se relaja la musculatura). Es decir, el vaginismo está asociado a la vivencia del miedo durante la relación sexual, ya que éste, a su vez, contribuye a generar la tensión muscular involuntaria. En ocasiones, ciertos casos de vaginismo grave se producen tras un episodio de violación, e incluso a raíz de una primera experiencia ginecológica hecha sin cuidado y, por tanto, dolorosa.

Como apuntábamos, durante las relaciones íntimas el miedo (al dolor, a ser penetradas, etc.) bloquea la respuesta sexual de abandono físico y mental. A partir de ese momento aparecen la ansiedad, la hipervigilancia, la rabia y la tristeza por no poder ser como el resto de mujeres. Día a día y mediante el aprendizaje por repetición, este bucle patológico se alimenta y se cronifica.

Dependiendo de la gravedad y el tiempo transcurrido, el tratamiento del vaginismo será más o menos complejo. Durante el proceso terapéutico se pueden emplear fármacos relajantes, ciertos ejercicios de concentración, prácticas de desensibilización sistemática, trabajo de la musculatura pubococcigea, etc. Existen muchos recursos para favorecer la vuelta a la sexualidad "normal". Sin embargo, la tasa de abandono de las pacientes con vaginismo es de las más altas entre los tratamientos sexuales. Esto se debe a que, con el tiempo, el miedo a la penetración se puede convertir en una fobia al sexo en general y, en consecuencia, en una evitación de las relaciones de pareja.

*Recuerda: de la misma manera que tu vagina aprendió a bloquearse por autoprotección, pasado el peligro puedes aprender a relajarla y permitirte una vida sexual plena.*

# 54 / 100

## DISPAREUNIA: ¿SIENTES DOLOR CON LA PENETRACIÓN?

Al dolor patológico que siente una mujer durante las relaciones sexuales con penetración se le conoce como *dispareunia*. Su diferencia fundamental con el vaginismo es que en este caso la penetración sí es posible, pero dolorosa. El dolor puede aparecer desde el inicio de la penetración y desaparecer posteriormente; también puede prolongarse durante toda la relación coital, o bien manifestarse como una molestia persistente en el bajo vientre al terminar la relación.

La mayoría de las mujeres que padecen dolor coital tienden a evitar las relaciones sexuales como mecanismo de autoprotección. Sin embargo, esta conducta de evitación que por un lado las libera del dolor les hace sentirse culpables frente a sus parejas, al privarles de sexualidad coital, lo cual hace que algunas de ellas se fuercen pese a todo a mantener relaciones de vez en cuando. Así, al sentir dolor de forma reiterada se altera la respuesta sexual femenina, lo cual acaba generando relaciones sexuales inadecuadas e insatisfactorias tanto para ella como para su pareja. De hecho, obligarse a mantener relaciones sexuales a pesar del dolor puede llegar a generar tal nivel de ansiedad que la mujer puede acabar rechazando cualquier tipo de acercamiento afectivo. Si el problema se estanca en la pareja sin hablarlo ni ponerle solución, el hombre acabará sufriendo las consecuencias de la privación sexual. De esta manera generará al principio mayor intensidad de demanda (buscándola aún más sexualmente), pero con el tiempo se aislará y aparecerá un problema de pareja más grave.

El dolor sexual puede producirse en diferentes zonas del aparato genital femenino. Cuando la dispareunia es superficial, la molestia se siente en la entrada vaginal o en la vulva. Puede deberse a infecciones vaginales, inflamación de las glándulas de la entrada vaginal, himen rígido, zonas fibrosadas o alergias a diferentes sustancias, como el látex. Cuando el dolor se produce a nivel del conducto vaginal, éste suele ser debido a una falta de lubricación relacionada con la menopausia, la administración de ciertos fármacos y anticonceptivos u otras enfermedades concretas que pueden bloquear la lubricación, como puede ser la diabetes. Cuando el dolor es profundo, puede estar causado por inflamaciones pélvicas o del cuello del útero, endometriosis, etc. En cualquiera de estos casos, la mujer debe acudir sin demora a consultar con su ginecólogo, el cual, tras la exploración y la realización de las pruebas diagnósticas pertinentes, determinará la causa del dolor y prescribirá el tratamiento adecuado. En este sentido, el especialista podrá administrar lubricantes en caso de sequedad vaginal, tratamientos contra hongos o bacterias causantes de infección vaginal, cirugía para corregir el himen rígido o simplemente advertir contra el uso del látex si existe una alergia. En ciertas ocasiones, cuando el dolor coital se siente a nivel del fondo de la vagina, puede ser suficiente recomendar posturas coitales que eviten la penetración profunda.

La dispareunia también puede obedecer a causas psicosexuales. Recuerda que, como veíamos en el capítulo 1, la fase de excitación favorece la correcta respuesta sexual humana, gracias a la cual el aparato sexual de los amantes se dispone y se adecua para iniciar el juego sexual. Por tanto, todo aquello que pueda bloquear el disfrute y la desinhibición femenina puede alterar la respuesta sexual de su cuerpo, principalmente la relajación y la lubricación. Así, el dolor coital puede producirse a consecuencia de mantener relaciones sexuales cuando la respuesta de excitación es incompleta. En este caso, el tratamiento deberá ser sexológico y buscará las causas que interfieren en la respuesta sexual normal, ya sean individuales o de pareja, para poder desbloquear la respuesta sexual fisiológica.

*Recuerda: la dispareunia es un trastorno de dolor durante la penetración producido por causas biológicas y/o psicosexuales. Con el tratamiento adecuado, la práctica totalidad se resuelven satisfactoriamente.*

# 55 / 100

# ANORGASMIA: ¿NO LLEGAS AL ORGASMO?

Al hablar de anorgasmia nos referimos a la ausencia de la fase orgásmica tras realizar una estimulación adecuada. Al igual que el resto de disfunciones sexuales, la anorgasmia también se clasifica: se denominará *primaria* cuando nunca se haya alcanzado el orgasmo, y será *situacional* si únicamente se consigue disfrutar del orgasmo en situaciones puntuales, como al frotarse las piernas, mediante estimulación oral o con el chorro de la ducha. La anorgasmia *secundaria* o *adquirida* es aquélla que aparece de forma súbita, a raíz de algún acontecimiento vital que bloquea la respuesta orgásmica hasta entonces normal.

Como aprendimos en el capítulo 23 ("¿Toda mujer puede ser multiorgásmica? ¿Y los hombres?"), la inmensa mayoría de las mujeres podrán alcanzar el orgasmo tarde o temprano gracias a las sucesivas experiencias afectivosexuales. Mediante la práctica, cada mujer descubrirá lo que su naturaleza le tiene preparado. Sin embargo, este proceso de descubrimiento orgásmico puede verse alterado por varias razones. Existen cuatro factores fundamentales responsables del bloqueo:

*1. Falta de sincronía individual*
Conocer el propio cuerpo es fundamental. Se trata de ser conscientes de todas aquellas sensaciones que experimentamos al estimularnos de una u otra forma. La mujer que conoce su anatomía y está familiarizada con la vivencia física tiene más capacidad para poder relajarse, confiar y disfrutar. Como si de un coche se tratase, es fundamental aprender a "conducir" nuestro cuerpo.

*2. Falta de sincronía con la pareja*
La adecuada simbiosis afectivosexual con la pareja favorece el orgasmo. Si sabemos lo que nos gusta, nos sentimos cómodos y además nuestra pareja nos estimula bien, la llegada del orgasmo es más probable. En este sentido, la comunicación sexual entre los dos es básica.

De la misma manera, también es primordial la calidad de la relación de pareja para favorecer una correcta disposición para el sexo.

3. *Incapacidad para abandonarse*

Éste es uno de los factores más importantes en el bloqueo orgásmico. Abandonarse implica desconectar del mundo y prestar toda la atención a la experiencia sexual. La vida exterior se paraliza momentáneamente, permitiendo la libre expresión del instinto y del placer. Muchas mujeres no son capaces de abandonarse debido al tipo de educación recibida, o bien por miedo a que su cuerpo "se les vaya de las manos" y pierdan el control. Otras bloquean su respuesta sexual sin saberlo, al condicionarse a sí mismas pensando "a ver si esta vez lo consigo", y así se convierten en autoobservadoras al acecho de cualquier indicio que se asemeje al orgasmo que tanto anhelan. Autoobservarse es lo opuesto a abandonarse, y por tanto incompatible con el orgasmo.

No en vano, muchas de las mujeres que acuden a consulta sexual para solucionar su anorgasmia consiguen su objetivo justo cuando, desmotivadas, abandonan la terapia. En el momento en que tiran la toalla, se dan por vencidas y dejan de buscarlo, el orgasmo aparece.

4. *Causas psicofísicas*

Ciertos problemas psicológicos, como los traumas no superados, el acoso laboral, las crisis de pareja, los conflictos personales, etc., en definitiva, todos aquellos trastornos vitales que generen elevados niveles de estrés actúan como potentes bloqueadores del orgasmo. Las causas físicas también pueden afectar, aunque de manera mucho menos frecuente que las psicosexuales. Así, las lesiones medulares y de vías nerviosas, el hipotiroidismo, las afectaciones hipofisarias y la insuficiencia hepática, entre otros problemas físicos, pueden estar detrás de la anorgasmia.

El tratamiento se adaptará a cada caso particular. Normalmente se iniciará facilitando la información sexual adecuada. Igualmente, se trabajará la erotización y el conocimiento del cuerpo. Se desarrollará la capacidad de desconexión de pensamientos irracionales o catastrofistas y se guiará a través de las diferentes formas de autoestimulación.

*Recuerda: dedícate con interés a evitar los cuatro factores bloqueantes del orgasmo y éste, a su debido tiempo, aparecerá.*

# 56 / 100

# DISMINUCIÓN DEL DESEO SEXUAL FEMENINO: ¿QUÉ LO PROVOCA?

Existen dos clases de deseo sexual femenino que se complementan en la mujer como las dos caras de la misma moneda. El primero es el deseo sexual basal, aquél que depende de las características personales de cada mujer y de la calidad de la relación de pareja. El deseo basal oscila según los ritmos fisiológicos femeninos, como el ciclo menstrual, el embarazo, la fase posparto o la perimenopausia. La segunda clase de deseo femenino es el deseo activo, aquél que se dirige hacia alguien en concreto y que depende de la presencia de un sujeto estimulante.

Los patrones hormonales femeninos hacen que su nivel de deseo basal sea menos intenso y constante que el de los varones, a excepción de las primeras fases del deseo activo. Cuando una mujer inicia una relación sexual con una pareja altamente estimulante, el nivel de deseo se incrementa enormemente gracias a la dopamina y al aumento del nivel de testosterona. En este caso, la novedad y la ilusión por conocer al otro e iniciar una relación afectivosexual permiten que, independientemente del nivel basal previo, el deseo se active hasta alcanzar su punto máximo. El organismo femenino ha evolucionado para sentir más deseo en esta fase, pudiendo así mantener más relaciones sexuales y teniendo más oportunidades para procrear con éxito. Esta activación se irá calmando como muy tarde tras dos o tres años, pues a medida que la mujer se habitúa a su pareja aparecen otros sentimientos más sosegados gracias a la acción de la vasopresina y la oxitocina. Esto tiene una explicación filogenética muy clara, ya que permite que la mujer se centre cada vez más en su prole (si la tiene) y en la supervivencia familiar.

En ocasiones, el retorno al nivel basal de deseo puede producirse antes o de una forma más acusada debido a diversos motivos. Es entonces cuando hablamos de un problema de bajo deseo sexual. Una de las principales causas es la calidad de la relación. Recuerda que el deseo femenino se relaciona estrechamente con el nivel de satisfacción que percibe la mujer tanto en la cama como fuera de ella. Por este motivo, muchas mujeres se quejan de que al principio, cuando el hombre quiere conquistarlas, se muestra más cariñoso, más comunicador y más atento. Al asentarse la relación, todo eso pasa a un segundo plano, y al comparar la mujer puede sentirse decepcionada. Si a esto le añadimos los problemas derivados de la convivencia, como las quejas, los resentimientos, la rutina y la monotonía, el deseo sexual puede ir poco a poco apagándose. Los reproches, la falta de comunicación y la rabia acumulada son inhibidores potentísimos del deseo sexual femenino.

Además de las variables relacionales, las características psicológicas que influyen en cómo se siente la mujer consigo misma son muy importantes. Si se sufre a causa de una baja autoestima, pobre imagen corporal, miedo a ser rechazada, vergüenza, culpa, estrés, agotamiento, etc., el deseo puede disminuir, e incluso desaparecer. Para que la mujer sienta deseo debe contar, además de con una buena compañía, con cierto nivel de energía física y mental. El sexo supone derroche energético y activación física, algo que sólo se permite el cuerpo en las primeras fases pasionales. Una vez superadas estas fases, y si existe un desgaste físico excesivo, el deseo tenderá a adormecerse.

Las causas físicas también pueden interferir, como en los casos en los que existen disfunciones sexuales previas en la mujer o en su pareja. La administración de medicación que provoque variaciones en los niveles hormonales puede a su vez disminuir el deseo basal, como el uso de algunos anticonceptivos y ciertos tratamientos hormonales. Los medicamentos ansiolíticos y antidepresivos junto a ciertas enfermedades como la diabetes, la hipertensión, el insomnio y los trastornos del estado de ánimo también pueden ser grandes enemigos del deseo.

*Recuerda: el deseo sexual femenino puede disminuir de manera importante debido a diferentes causas. No lo dejes pasar creyendo que no hay nada que hacer y pide ayuda, merece la pena.*

# 57 / 100

## ¿EXISTE LA ADICCIÓN AL SEXO?

El ser humano puede generar adicción a cualquier conducta o sustancia que le produzca sensaciones de placer y bienestar. La clave de una adicción está en que aquello a lo que se es adicto produce cambios bioquímicos en el organismo capaces de crear esas sensaciones placenteras. Así, poco a poco la adicción se establecerá gracias a la repetición de la conducta potencialmente adictiva, ya que al experimentar varias veces ese placer se fortalecerá el vínculo. De esta manera, tanto el sexo y los videojuegos como el alcohol y las drogas forman parte de la amplísima gama de actividades o sustancias a las que el ser humano puede dedicarse de forma adictiva.

¿Pero en qué consiste una adicción? Toda adicción está compuesta por dos tipos de vínculos: uno fisiológico y otro psicológico. Es decir, la persona adicta mantiene un hábito físico y mental más o menos intenso con aquello a lo que es adicta. La gravedad de la adicción dependerá de dos cosas: la toxicidad de la sustancia y las consecuencias físicas y mentales que se derivan de la privación (el síndrome de abstinencia o "mono").

Por ejemplo, depender del tabaco supone uno de los hábitos más tóxicos, ya que, además de la peligrosidad de la propia sustancia en el organismo, los efectos físicos y psicológicos de la privación pueden ser muy incómodos. De ahí lo difícil que resulta para los fumadores poder superar el hábito. Sin embargo, "desengancharse" de otras sustancias menos adictivas, como el café (más bien de la cafeína que contiene), suele ser algo más sencillo.

A nivel sexual, la persona adicta al sexo depende del placer que le produce la conducta sexual. A diferencia del fumador, cuyo placer depende de la química adictiva que hay dentro del cigarro (además de la dependencia psicológica o hábito social), el adicto al sexo depende del disfrute generado por su propio cuerpo gracias a la práctica sexual. ¿Qué hay de malo en experimentar el placer sexual? Absolutamente nada. El único "pero" sería el hecho de convertir el sexo en una práctica que no se guíe por el instinto. Es decir, la persona que en lugar de mantener relaciones sexuales o masturbarse cuando se lo pide su instinto espontáneamente lo necesita hacer varias veces al día de la misma forma a como sucede con el fumador y sus cigarros.

Es como si el adicto usase la sexualidad para un fin, para conseguir algo. El matiz es importante, ya que normalmente la sexualidad se practica para disfrutar, dejando libertad a la expresión espontánea del deseo. En el caso de la persona adicta al sexo, la sexualidad tiene el objetivo de aliviar un malestar. La idea que subyace en el adicto al sexo sería: "Me encuentro mal y me masturbo para encontrarme bien", porque, además, "si no me masturbo me encontraré peor".

¿Cuáles son las características de la persona adicta al sexo?:

– *Dependencia.* La persona adicta necesita practicar sexo para encontrarse bien porque si no lo hace le aparece una sensación de malestar que puede llegar a ser muy intensa.

– *Libido elevada.* La capacidad sexual de estas personas suele ser alta, y esto les permite tener una actividad sexual intensa.

– *Sufrimiento emocional.* Suele existir padecimiento y estrés emocional acumulado que favorece el recurso al sexo como escapatoria y como alivio.

– *Dificultad en la relación normativa.* Con el tiempo, la persona adicta al sexo puede dejar de ser compatible con parejas sexuales no adictas, ya que la vivencia adictiva de la sexualidad dificulta la vida sexual de pareja.

– *Suele darse tanto en hombres como en mujeres.* La adicción sexual no depende de si se es hombre o mujer.

*¿Cómo actuar?*

– Conviene ponerse en manos de un profesional si nos damos cuenta de que no podemos controlar la dependencia por nuestros propios medios.

– En caso de que se trate de un ser querido, conviene hablarlo con claridad y ponerse manos a la obra.

*Recuerda: la adicción al sexo sí existe. Se establece cuando alguien necesita y practica el sexo de forma compulsiva para aliviar un malestar.*

# 58 / 100

## MEDICACIÓN Y SEXUALIDAD: ¿PUEDE AFECTARTE?

Recuerda que el correcto funcionamiento de nuestro cuerpo depende de complejos procesos bioquímicos que tienen lugar en todos y cada uno de los órganos, glándulas y estructuras que lo forman. Por tanto, cualquier sustancia química que introduzcamos en el organismo puede interferir, en mayor o menor medida, en esta dinámica interna.

Un medicamento es un compuesto químico sintetizado en un laboratorio cuyo fin es atajar la causa de una enfermedad o, al menos, minimizar sus síntomas. Al ser introducidos en el organismo, los compuestos químicos del medicamento pueden interferir en estos procesos internos y producir los llamados efectos secundarios. Es cierto que cuanto más natural sea el tratamiento, menos agresivo será y, por tanto, menos efectos secundarios producirá. Pero también es cierto que, según de qué dolencia se trate, el médico puede no tener elección debido a la gravedad de la patología o a la ausencia de alternativas y deberá administrar al paciente la medicación oportuna, pese a sus posibles efectos secundarios. Se trata de evaluar siempre el balance riesgos/beneficios que supone para el paciente.

Existen muchos medicamentos que pueden interferir en la química sexual. El nivel de interferencia va a depender no sólo del medicamento en sí, sino también de la situación personal del paciente y de su estado general de salud. Algunos tratamientos pueden disminuir el apetito sexual, otros alterar la erección, retrasar o precipitar la eyaculación y, en el caso de la mujer, pueden producir además sequedad vaginal.

Quizás la familia de medicamentos que pueden acarrear efectos secundarios más claros a nivel sexual son los de la esfera psiquiátrica.

Nos referimos a los antidepresivos, los ansiolíticos y los hipnóticos. Y precisamente estos medicamentos están cada vez más extendidos en nuestra sociedad, debido al estrés producido por la crisis y el ritmo de la vida urbana.

En el caso de los pacientes que han sufrido un infarto, se les suele prescribir una medicación para frenar la frecuencia del corazón, ralentizar sus latidos y reducir su desgaste energético. Se ha observado que esta medicación puede producir disfunción eréctil en muchos hombres.

Otros grupos de medicamentos de uso frecuente y que también pueden interferir en la sexualidad son los protectores de estómago, los que se emplean para disminuir la presión arterial, para reducir el colesterol y también los antihistamínicos, que se recetan para corregir los cuadros de alergia o rinitis.

No obstante, también existen medicamentos que, de forma directa o indirecta, pueden ayudar a nuestra sexualidad. Por ejemplo, en aquellos casos en los que esté claramente justificada su administración, medicamentos como Viagra, Levitra o Cialis pueden ayudar a pacientes con disfunción eréctil a disfrutar de relaciones sexuales con penetración, ya que ayudan a provocar y mantener la erección. Los medicamentos que ayudan a la sexualidad de forma indirecta son aquéllos que, al aliviarnos de ciertos síntomas molestos, favorecen la sexualidad. Por ejemplo, si padeces jaquecas y logras eliminar sus síntomas gracias al tratamiento apropiado, es probable que puedas tener más ganas de practicar sexo.

Además de los casos que hemos comentado hasta ahora, si consideras que la medicación que tomas puede estar afectando tu sexualidad, debes hablarlo con tu médico. Nunca hay que interrumpir un tratamiento de forma unilateral, has de consultarlo primero con quien te lo prescribió. Si aun así no te convence, puedes buscar otra opinión, otro médico que pueda dominar además enfoques alternativos y que puedan ayudarte sin interferir en tu sexualidad.

*Recuerda: los medicamentos sí pueden afectar la sexualidad. Este grado de afectación dependerá de la composición del medicamento y de las características concretas del paciente.*

# 59 / 100

# PARAFILIAS SEXUALES: ¿QUÉ SON?

El término *parafilia* proviene del griego: *para-* ('al margen de') y *-filia* ('amor o atracción hacia alguna cosa'). Por tanto, podríamos definirla como la vivencia de la sexualidad al margen de lo común, entendiendo "lo común" como lo más frecuente y aceptado en la sociedad de un determinado momento histórico. De todos modos, en la realidad del siglo XXI el término *parafilia* es un cajón de sastre que engloba tanto los comportamientos sexuales raros y poco frecuentes, practicados por personas no necesariamente patológicas, como aquellas prácticas que sí son dañinas e incluso constitutivas de delito.

Para entender el concepto de *parafilia* tendremos en cuenta tres aspectos importantes:

1. Estamos hablando de comportamientos sexuales minoritarios que en su extremo pueden llegar a ser perjudiciales para el individuo y/o para los demás.

2. Las parafilias pueden expresarse como simples fantasías o como comportamientos reales.

3. Estos comportamientos pueden ser exclusivos, y por tanto limitar la sexualidad normativa, o no exclusivos.

Podemos distribuir las parafilias en un continuo atendiendo a su perniciosidad:

| − | + |
|---|---|
| Parafilias no perniciosas | Parafilias perniciosas |
| − dañinas | + dañinas |
| No delictivas | Sí delictivas |
| Sujeto no dependiente | Sujeto dependiente |

En el extremo menos negativo se encontrarían las parafilias no perniciosas. Serían aquellos comportamientos "raros" estadísticamente hablando, que se realizan de forma individual o entre individuos mayores de edad y que consienten, por ejemplo, en mantener relaciones sexuales sadomasoquistas, en las que uno somete y el otro se deja someter. En este caso, para que la parafilia no fuese perniciosa, además de haber consentimiento mutuo, ambos deberían ser también capaces de mantener relaciones sexuales "normales". Por tanto, para ser inocua, la parafilia debe cumplir los siguientes requisitos:

1. Ser practicada desde el respeto a la regla de oro por parte de los participantes.

2. Ser una relación consentida por individuos mayores de edad y en plenas facultades mentales.

3. No ser excluyente de un sexo normativo. Por tanto, la parafilia ha de formar parte del abanico sexual de la pareja y no limitarlo.

El hecho de tildar de parafílico o no un comportamiento determinado depende en muchos casos de la época en la que nos encontramos. Hoy en día, gracias al fenómeno literario *50 sombras de Grey* la parafilia sadomasoquista se considera mucho menos "rara" que antes. Poco a poco, las sociedades cambian sus conceptos de normalidad/anormalidad. En este sentido, hay que tener en cuenta que hasta bien entrado el siglo XX comportamientos como la masturbación, el sexo oral, el sexo anal o la homosexualidad fueron clasificados por los profesionales de la salud como actos parafílicos perjudiciales. Por el contrario, hoy en día no cabe ninguna duda de que son prácticas completamente sanas y normalizadas.

En el otro extremo del continuo se encontrarían las parafilias sexuales perniciosas. Estos comportamientos, ahora sí delictivos y/o perjudiciales, se caracterizan por:

1. Incumplir la regla de oro de la sexualidad.

2. No ser consentidos por individuos mayores de edad y, por tanto, implicar un abuso sobre alguien.

3. Ser comportamientos exclusivos y que, por tanto, limitan la sexualidad de la persona.

4. Darse en individuos con cierto grado de alteración psicológica.

Entre la extensa lista de comportamientos parafílicos catalogados hasta el momento, podemos destacar los siguientes:

*Pedofilia*: excitación sexual con niños.

*Zoofilia*: excitación sexual con animales.

*Voyeurismo*: excitación sexual al observar a personas en su intimidad.

*Exhibicionismo*: exhibir el cuerpo desnudo sorprendiendo a las víctimas.

*Frotteurismo*: frotar el cuerpo contra las víctimas.

*Recuerda: las parafilias son comportamientos sexuales minoritarios y pueden entrañar cierto nivel de riesgo real o psicológico. Ni tú ni tu pareja perdáis nunca de vista la regla de oro de la sexualidad para guiaros en el disfrute de vuestro deseo.*

# CAPÍTULO 7. ¿QUÉ PUEDES HACER PARA MEJORAR TU VIDA SEXUAL?

# 60 / 100

# ANTES QUE NADA: ¿QUÉ ESTÁ FALLANDO?

Lo primero que hemos de hacer cuando sentimos que nuestra vida sexual pierde calidad es tratar de situar dónde está el problema. Para ello vamos a recurrir a la división de la sexualidad que hicimos en el capítulo 1, donde "troceamos" toda relación sexual dividiéndola en tres fases: excitación, meseta y orgasmo. Todos los problemas sexuales pueden presentarse en una o varias de estas fases:

*¿Falla la excitación?*

Si falla la excitación, lo que deja de funcionar correctamente es la activación del deseo y la sexualidad. ¿No tienes ganas? ¿Tu mente está ocupada en otras prioridades? ¿Estás enfadado/a con tu pareja y eso te impide excitarte? Los fallos en la excitación pueden deberse a muchos motivos. De hecho, hay tantos que los obstáculos que interfieren en la excitación humana bien darían para un libro. Si nos detenemos a nivel individual, algo que resulta fundamental a la hora de sentir deseo y excitación es contar con una buena salud. Padecer enfermedades físicas o emocionales, tener un ritmo de vida estresante, hábitos tóxicos o, simplemente, soportar demasiados problemas y preocupaciones en nuestra vida cotidiana pueden interferir en la capacidad de excitación e incluso anular completamente el deseo. Como sabemos, la medicación que tomamos para recuperar la salud perdida también podrá ser motivo de fallo.

La calidad del vínculo de pareja es el segundo motivo principal junto a las variables individuales. Si el vínculo funciona y hay complicidad, la excitación y el deseo fluirán con más facilidad. Si por el contrario la pareja acumula demasiada frustración y rencor, la llama del deseo puede apagarse completamente.

Por tanto, en esta primera fase se encuentran los obstáculos que bloquean el deseo y todas aquellas disfunciones que impiden la respuesta psicofísica de excitación (fallo en erección, lubricación, etc.).

*¿Falla la fase de meseta?*

Si resulta que sí sientes deseo y vives intensamente la excitación sexual pero, por el contrario, algo te bloquea durante la relación, impidiéndote continuar con el juego sexual, es cuando hablamos de un problema en la fase de meseta.

Problemas psicológicos como el estrés, pero también físicos como el dolor o las alteraciones circulatorias pueden estar detrás de la pérdida de la erección o del dolor vaginal durante la penetración. En el caso de los hombres, el miedo a no rendir bien es el factor por excelencia que provoca interrupciones sexuales en la fase de meseta. Este bloqueo repentino durante la relación puede deberse también al tipo de juego sexual que estemos realizando. Ya sabes que hacer algo sin respetar nuestra regla de oro de la sexualidad puede "cortarnos el rollo" y literalmente apagar de un plumazo la respuesta sexual de nuestro cuerpo.

*¿Falla la fase de orgasmo?*

En este caso el fallo se da al final de las relaciones. Todo ha ido bien hasta el momento pero algo impide la respuesta orgásmica correcta. O bien ésta se precipita demasiado rápido, como en el caso de la eyaculación precoz, o lo hace demasiado tarde, como en la eyaculación retardada, o ni siquiera se produce, como en el caso de la anorgasmia.

Si gracias a los conocimientos adquiridos somos capaces de encontrar la fase en la que se produce el fallo habremos dado un paso importante, pero si además podemos respondernos en cierta medida a la pregunta ¿qué me provoca este fallo? estaremos aún más cerca de la solución. De todas formas, no dudes en recurrir a un profesional en el campo de la sexología clínica para que te ayude en la detección y la superación del problema sexual.

*Recuerda: nuestra sexualidad puede fallar en cualquiera de sus fases. El hecho de conocerlas y tener en cuenta sus implicaciones te permitirá saber mejor lo que ocurre y cómo solucionarlo.*

# 61 / 100

## ¿CÓMO DECIR QUE LA COSA NO FUNCIONA?

Cuando uno siente que la vida sexual deja de ser satisfactoria o pierde calidad, lo mejor que puede hacer por sí mismo y por el otro es decirlo. Como vimos en el capítulo 45, actuar como si no pasase nada no sólo no ayuda a resolver el problema, sino que puede crearnos otros mayores. Por tanto, el tiempo que pasa entre que detectamos que la relación no funciona y el momento en que lo comentamos es fundamental para poder solucionarlo. Cuanto antes lo hablemos, antes podremos ponernos manos a la obra.

Otra cuestión importante es "cómo" lo decimos, de qué manera hemos de expresar lo que ocurre. Para poder hacerlo bien, hemos de echar mano de una habilidad psicológica que algunas personas tienen por naturaleza más desarrollada que otras, la *asertividad*. Esta habilidad, que se ejercita con la práctica, implica la capacidad de poner en palabras cualquier sentimiento o emoción de manera que nuestro interlocutor nos comprenda. La capacidad de ser asertivos nos permite adaptar el mensaje a la persona que tenemos delante, facilitando de este modo que la información sea entendida. Y, lo más importante, si somos asertivos, la otra persona no se sentirá atacada cuando le transmitamos la información. Tengamos en cuenta que la sexualidad está muy ligada a la autoestima y, por tanto, es fácil que si no cuidamos la forma de comunicarnos el otro pueda sentirse ofendido.

Para lograr ser asertivos hemos de desarrollar también otra capacidad: la *empatía*, que es la capacidad de ponernos en el lugar del otro. Al expresarnos de forma empática podemos medir si lo que vamos a decir está formulado de manera apropiada, al sentir en nuestras propias carnes cómo nos afectaría ese mismo mensaje a nosotros.

Veamos un ejemplo:

Una mujer le dice a su pareja mientras él le estimula durante los preliminares: "¡Hijo mío, qué torpe eres, ese masaje que me estás dando no me excita nada!".

Seguramente, detrás de esta frase haya varias experiencias previas decepcionantes que han hecho que la mujer del ejemplo acumule mucha frustración. Por eso, una vez más, cuanto antes lo digamos, mejor, ya que estaremos de mejor humor. En todo caso, ésta no es una frase dicha desde la asertividad, ya que lo primero que hace es calificar a su pareja llamándole "torpe". Al calificarle (o insultarle), lo más probable es que se ofenda y se ponga a la defensiva, generando más frustración. Así, los dos, ella por sentirse mal estimulada (no sabemos desde cuándo) y él por verse atacado, se encuentran realmente disputando una especie de partida de ping-pong, arrojándose la frustración el uno a otro.

¿Cómo lo haríamos de forma asertiva y empática?: "Cariño, me encanta cuando me rozas con las yemas de los dedos por la zona genital, es como más me excito".

De esta forma, se transmite el mensaje correctamente. El problema es el mismo, ella no se siente todo lo bien estimulada que debería para poder excitarse. Sin embargo, en lugar de atacarle le está guiando. Nadie puede estar en la mente del otro para saber exactamente lo que le gusta. Además, al no calificarle, él puede sentirse cómodo y, por tanto, más dispuesto a colaborar con ella para que se excite mejor. Por si fuera poco, el hecho de que ella logre excitarse correctamente incrementa el erotismo de la relación y hace que él también se sienta más excitado. Como vemos, en esta partida de ping-pong ambos ganan.

Los profesionales de la comunicación llegan a aseverar que la forma de decir las cosas, el lenguaje no verbal, es mucho más importante que el propio mensaje. De modo que, teniendo en cuenta que cuanto más esperemos a decirlo más nos frustraremos, y cuanto más nos frustremos menos asertivos y empáticos podremos ser, la consigna es clara: no esperes demasiado.

*Recuerda: decir al otro que algo no funciona bien puede ser doloroso en ocasiones, pero esto no ha de frenarnos. Para que el dolor sea el mínimo necesario, has de adaptar tu lenguaje al del otro, mientras te imaginas cómo te sentaría a ti que te dijeran lo mismo.*

# 62 / 100

## ¿DE QUIÉN ES LA RESPONSABILIDAD?

Las personas tendemos a simplificar mucho a la hora de atribuir la responsabilidad de los acontecimientos: "La culpa es de él, que no sabe tratarme", "El problema lo tiene ella, que nunca le apetece". Cuando oímos o expresamos ideas como éstas, seguramente hay mucha información que se ha perdido por el camino. En efecto, en la mayoría de las ocasiones los problemas que tienen que ver con la calidad de vida sexual suelen ser responsabilidad de ambos. No obstante, esta afirmación tiene ciertos matices. Por ejemplo, en el caso de que la sexualidad falle a causa de una disfunción sexual de origen físico, no cabe duda de que la responsabilidad de la superación recaerá en quien padece el problema. Acudir al especialista y seguir el tratamiento oportuno será responsabilidad de quien sufre la disfunción.

Dejando a un lado estos casos tan obvios, en la inmensa mayoría de las ocasiones en las que la calidad de la vida sexual decae, suele ser el factor psicológico y relacional el que está detrás del problema. Es aquí donde atribuir la responsabilidad exclusivamente a uno de los miembros de la pareja es un error. En estos casos el problema surge en la relación y, por tanto, la solución también se encuentra dentro de la relación.

Lo entenderemos mejor con un caso real:

Eusebio y Pilar acudieron a la consulta para tratar la falta de orgasmo de él. Desde hacía un par de años le costaba mucho llegar al orgasmo en las relaciones. De hecho, en la mayor parte de las ocasiones no lo conseguía e incluso algunas veces perdía la erección mientras lo intentaba. En el transcurso de estos dos años, Eusebio había consultado su problema con su médico de cabecera, e incluso con dos urólogos diferentes. Quería tener varias opiniones para quedarse tranquilo. Tras realizarle las pruebas oportunas, todos habían concluido lo mismo: físicamente, Eusebio estaba bien. A sus 50 años, no había ningún problema orgánico que explicase su disfunción. Por eso le recomendaron visitar a un especialista en sexología.

"Yo creo que algo le pasa en la cabeza, se está quedando impotente", dijo Pilar en cuanto se sentaron en nuestro despacho. Por su sus palabras, quedaba bien claro que ella no tenía ninguna duda respecto a quién era el responsable del problema. Aunque, dicho a su manera, Pilar se basaba en la explicación oficial: Eusebio padece un problema de origen psicológico que le impide llegar al orgasmo en las relaciones con su mujer.

En el transcurso de las primeras visitas fue apareciendo la información que permitió entender mejor el problema de Eusebio. Desde hacía tres años, Pilar arrastraba una fuerte depresión a raíz de un problema familiar. Por aquel entonces, la que iba a ser la futura esposa del hijo mayor de ambos lo había abandonado dos días antes de la boda. Eusebio y Pilar sufrieron mucho por su hijo y también por los cotilleos que se extendieron en el pequeño pueblo en el que residen. "Yo desde entonces no he levantado cabeza", dice Pilar. A raíz de la depresión, Pilar cuenta que dejó de poder excitarse con la misma facilidad de antes. Seguía deseando a su marido y quería mantener relaciones sexuales con él, pero se había perdido la sincronía sexual de la que gozaban después de treinta años como pareja. Tenían que encontrarse de nuevo como pareja tras ese golpe emocional. Sin embargo, no habían caído en la cuenta de que en los tres últimos años ese cambio sexual en ella había contribuido a su vez a disminuir la libido de él hasta el punto de no poder alcanzar el orgasmo. Eusebio no sabía cómo excitar ahora a su mujer.

En este caso, el problema emocional de Pilar les había afectado a ambos en su esfera sexual. Así que, para solucionar el problema sexual de Eusebio, la terapia sexual tuvo que aplicarse a los dos.

*Recuerda: en la mayoría de los problemas sexuales, cada uno tiene un determinado porcentaje de la responsabilidad, incluso aunque a simple vista no lo parezca.*

## 63 / 100

## ¿CÓMO PODEMOS DESPERTAR EL DESEO?

Como les explicamos a nuestros pacientes, conseguir despertar el deseo sexual tiene mucho que ver con el proceso de plantar una semilla para verla florecer. Para conseguir que la semilla brote, será necesario preparar las condiciones idóneas para ello. De esta manera, un buen jardinero sólo la plantará en una tierra de buena calidad, teniendo en cuenta la época del año adecuada y preparando una maceta con el suficiente drenaje para evitar la humedad excesiva. Después la colocará en una zona donde la luz sea suficiente para activar el proceso de germinación. Puede incluso crearle una atmósfera agradable poniéndole música. De todas formas, pese a que el jardinero haga todo lo necesario y no cometa ni un solo error durante el proceso, la semilla brotará en el momento oportuno, cuando su naturaleza así lo disponga.

En nuestra sexualidad ocurre lo mismo. Podemos crear las condiciones óptimas para que el deseo aflore, pero sin embargo no podemos provocarlo directamente. Gritarle a la semilla para que brote no será efectivo. De la misma manera, intentar activar el deseo y la excitación de forma directa tampoco funciona. Como decía un profesor: "Gritarle al pene dándole la orden de entrar en erección no sirve para nada". Por tanto, no queda otro remedio que actuar en la sexualidad como lo haría un buen jardinero.

¿Qué puede favorecer la aparición del deseo?

*1. La importancia de la novedad y de las fantasías*
Recuerda, el deseo se activa con lo novedoso y lo sorprendente. Todo aquello que nos distancie de la rutina lo favorece. Como no todos queremos (o podemos) cambiar de pareja en cuanto se pierde la chispa inicial, habrá que ingeniárselas para añadir las suficientes variaciones sexuales para no aburrirse. Así que sorpréndete y sorprende a tu pareja. Además, no te olvides de activar el órgano sexual por excelencia, el cerebro. Lo conseguirás gracias a las fantasías y a los pensamientos eróticos.

### 2. Estimular los cinco sentidos

Todo aquello que afecta positivamente al gusto, al tacto, al oído, al olfato y a la vista es susceptible de provocar la aparición del deseo. Hace un tiempo, en el transcurso de una terapia sexual de pareja, fue suficiente con ayudar al hombre a concienciarse de la necesidad de vestirse y oler bien para conseguir despertar el deseo de ella. Ver a su marido elegante, combinando adecuadamente los colores, "poniéndose lo que tiene en el armario sin estrenar desde hace años" y oliendo bien fue suficiente en este caso para hacer aflorar la chispa. Por el contrario, todo lo que active de forma desagradable cualquiera de nuestros cinco sentidos puede apagar el deseo. No cabe duda de que los malos olores y los malos sabores son inhibidores sexuales muy potentes. Y al revés, si tenemos en cuenta su gran influencia a nivel instintivo y los estimulamos correctamente con interés, obtendremos muy buenos resultados.

### 3. Factores individuales

En este apartado se encuentra incluido todo aquello que, de forma particular, interfiere en el deseo. Si vives víctima del estrés, de horarios interminables y de un sueldo bajo; si tienes muchos gastos y además sufres a un jefe exigente y poco agradecido; si temes por tu puesto de trabajo y por la economía familiar, es probable que tu deseo se esconda tarde o temprano como un caracol en su caparazón. Por eso, en esta época en la que vivimos, el mejor afrodisíaco para el deseo es regalarse una escapada. Perderse un fin de semana fuera del escenario habitual para desconectar. Pero ten en cuenta que esto sólo será efectivo si se trata de una desconexión real, evitando que la mente vaya de un problema a otro.

Como no todo el mundo puede cambiar de vida, ni irse de vacaciones todos los fines de semana, lo mejor que podemos hacer es aprender a llevar mejor la vida que nos ha tocado. El deseo aparece si llevamos una vida sana y mantenemos el estrés a raya. Para ello podemos apoyarnos en técnicas de relajación o de *mindfullness*, actividades artísticas, deporte suave o cualquier otra actividad que nos permita desconectar. Esto nos ayudará a recargar las baterías y, de paso, le haremos un gran favor a nuestro deseo.

*Recuerda: el deseo es el invitado de honor de cualquier fiesta erótica. Para conseguir que acepte la invitación, nuestra misión será la de preparar una gran fiesta.*

# 64 / 100

## ¿CÓMO RETRASAR LA EYACULACIÓN?

Conseguir el control de la eyaculación es uno de los principales objetivos de muchos hombres. En el capítulo 49 hemos aprendido qué es y cómo se produce la eyaculación precoz y ahora vamos a daros algunos consejos útiles que pueden ayudaros a desarrollar cierto control eyaculatorio.

Las recomendaciones que veremos a continuación no han de tomarse como un sustituto de la terapia sexual. Recuerda que la eyaculación precoz puede ser muy leve y por tanto responder rápidamente a los cambios o, por el contrario, ser más severa y requerir un tratamiento combinado con fármacos y terapia sexual. En definitiva, lo que vamos a tratar podrá resultar útil para todo aquél que quiera ganar control en su eyaculación, pero su efectividad dependerá del grado de precocidad que cada uno padezca.

1. *Presta atención.* Este consejo apunta hacia la actitud que hay que tomar durante la relación sexual. Es fundamental estar concentrados y prestar atención al nivel de excitación que se está experimentando para poder frenar el ritmo cuando sea necesario. Olvidarse de uno mismo y centrarse por completo en la pareja puede hacer que la eyaculación le coja a uno por sorpresa.

2. *Háblalo con tu pareja.* La eyaculación precoz es evidente para ambos, así que lo mejor es no hacer como si no pasase nada. Hay que hablarlo y tratarlo abiertamente. Recuerda que este problema no es sólo de quien lo padece, es un problema que afecta a ambos. Hablarlo es el primer paso para poder ponerse manos a la obra y sirve también para que el hombre pueda estar algo más tranquilo y así poder centrarse mejor en el control de la eyaculación.

3. *Parada y arranque.* ras tener en cuenta los dos primeros consejos, los ejercicios de parada y arranque ayudan a ser conscientes del

proceso de excitación, meseta y orgasmo que experimenta cada uno. Estos ejercicios pueden hacerse en solitario o en pareja y consisten en realizar una masturbación en un estado de máxima concentración con toda la atención centrada en las sensaciones de placer que se experimentan. En el momento en que se detecta la inminencia de la eyaculación, se interrumpe la estimulación. Transcurrido un minuto aproximadamente, cuando el pene pierde algo de su erección, se retoma la estimulación. El proceso puede realizarse tres veces antes de permitir finalmente el orgasmo. Al hacerlo en pareja, será ella quien le masturbe mientras él se centra por completo en sus sensaciones.

4. *Control respiratorio.* El jadeo descontrolado aumenta el metabolismo, activa el sistema nervioso y favorece la precipitación del orgasmo. Se recomienda, por tanto, alternar las respiraciones espontáneas con otras más pausadas y profundas durante la relación sexual. Respirar profundamente nos ayuda a frenar el orgasmo. Las primeras veces esto puede resultar algo incómodo debido a la falta de costumbre, pero tras cierta práctica el proceso se automatiza.

5. *Alterna la profundidad de la penetración.* Las penetraciones completas y profundas, hasta la base del pene, provocan una mayor estimulación. Así que te será útil alternar este tipo de penetraciones con otras más superficiales, introduciendo aproximadamente el primer tercio del pene. De esta forma la penetración no ha de interrumpirse, por lo que la estimulación de la pareja no cesa, pero a la vez tú puedes regular la intensidad de la estimulación que disfrutas.

6. *Parada de emergencia.* Si notas que el reflejo eyaculatorio es inminente, puedes frenarlo rodeando con tus dedos la base del glande, a modo de anillo y comprimiéndolo. Esto facilitará la interrupción de la respuesta orgásmica. Al mismo tiempo, puedes contraer el músculo pubococcigeo, que se encuentra en la raíz del pene, entre los testículos y el ano. Este músculo se activa al imitar los movimientos que se hacen de forma natural al interrumpir la micción.

*Recuerda: todo aquello que te ayude a centrar la atención, frene la activación de tu sistema nervioso y te permita estar tranquilo te ayudará a controlar la eyaculación.*

# 65 / 100

# EL PUNTO G: ¿CÓMO ESTIMULARLO?

El punto Gräfenberg, conocido popularmente como *punto G*, hace referencia en realidad a una pequeña zona altamente sensible a la estimulación que se localiza en la cara anterior de la vagina. El punto G lleva el nombre de su descubridor, el ginecólogo alemán Ernst Gräfenberg, quien en la década de los cuarenta del siglo pasado lo situó a una distancia de entre 2,5 y 7 cm de la entrada vaginal.

Desde entonces se ha especulado mucho con la existencia de dicho punto, de tal manera que incluso a día de hoy el punto G sigue estando envuelto de un halo de misterio, pues la mayoría de los estudios realizados se basan en muestras demasiado pequeñas como para sacar conclusiones fiables. ¿Existe o es simplemente un mito más de los que rodean la sexualidad humana?

Ya en el siglo XXI dos investigadores han contribuido a poner algo más de luz en este asunto. En un estudio anatómico dirigido por el Dr. Adam Ostrzenski, se localizó el punto G en un área específica comprendida entre el aparato genital y el urinario. Por su parte, el profesor de sexología Emmanuelle Jannini fue el primero en observar este punto mediante la ecografía transvaginal en una muestra de veinte mujeres. Gracias a ellos sabemos que el punto G puede medir 8 mm, con un ancho de entre 1,5 y 3,6 mm y una altura de 0,4 mm. Su estructura es similar al tejido cavernoso del pene: se trata de un tejido eréctil. Mediante la excitación sexual su estructura se llena de sangre, convirtiéndose en un área muy sensible, de la misma manera que ocurre con el pene y el clítoris durante la relación sexual.

Pese a estos datos que parecían confirmarlo, una reciente revisión de los estudios publicados desde 1950 sobre el punto G realizada por *The Journal of Sexual Medicine* concluyó que no había evidencias científicas 100% consistentes que probasen la existencia de una estructura propia anatómica para el punto G. Si no hay una estructura específica en todas las mujeres, ¿forma parte entonces de las ramificaciones internas del clítoris? ¿O de la propia uretra?

Muchos estudios concluyen lo siguiente: parece ser que no todas las mujeres tienen el punto G igualmente desarrollado. Es más, puede que algunas carezcan de él. Esto nos plantea todavía más preguntas: ¿El punto G puede desarrollarse a lo largo de la vida sexual femenina? ¿Está relacionado con el nivel de experiencia sexual? ¿O es simplemente algo que se tiene o no se tiene?

Ante la ausencia de respuestas claras, lo mejor que podemos hacer es dejar que los investigadores se sigan dedicando a sus asuntos mientras nosotros nos centramos en descubrir y disfrutar de nuestra sexualidad personal. Así que si como mujer estás interesada en descubrir si existe una zona en tu vagina (se llame como se llame y sea como sea) especialmente sensible que te puede permitir intensificar tu experiencia sexual, te explicamos a continuación cómo hacerlo.

Lo primero es que la búsqueda del punto G forme parte del propio juego sexual. Si estás excitada, a solas o en compañía, tu zona genital al completo estará a punto para responder a la estimulación. Introduce entonces un dedo y flexiónalo en forma de garfio hacia la pared anterior de la vagina (hacia el pubis). Palpa y activa la zona con ligeros masajes. Recuerda estimular toda el área comprendida entre los 2 y los 7 cm desde la entrada vaginal. Al estar cerca de la uretra, la estimulación del punto G puede generar en ocasiones ganas de orinar. Si realizas este juego en pareja, te podrán estimular a la vez el punto G y el clítoris.

Estimular este punto mediante el coito será más sencillo si se adopta la postura del misionero, con un cojín debajo de las nalgas que permita elevar el pubis. La postura "del perrito", a cuatro patas, mientras se realizan penetraciones superficiales puede ser también apropiada. No olvides que el punto G se encuentra muy cerca de la entrada vaginal, lo cual permite llegar a él fácilmente mediante el coito.

*Recuerda: sea como sea el punto G, lo mejor que puedes hacer es disfrutar de tu sexualidad teniendo en cuenta que la vivencia sexual se intensifica progresivamente gracias a la experiencia.*

# 66 / 100

## EL PUNTO P: ¿QUÉ ES?

El punto P es el equivalente masculino al punto G femenino y se encuentra localizado en la próstata. Ésta es una glándula del tamaño de una castaña que produce parte del líquido seminal y que además nutre y protege a los espermatozoides contenidos en el semen. La próstata se encuentra justo por debajo de la vejiga, rodeando a la uretra.

La mejor forma de localizar el punto P es a través del recto. Se encuentra a unos 5 centímetros del exterior del ano, en la pared anterior del recto, la más cercana a la vejiga. En el punto P se localizan una gran cantidad de terminaciones nerviosas que lo convierten en un área muy sensible y potencialmente erógena. Eso sí, la estimulación de este punto a través del ano puede ser un inconveniente insalvable para multitud de hombres heterosexuales. Recuerda que uno de los principales mitos sexuales es que si un hombre permite ser estimulado en el ano, esto implica necesariamente que pueda tener preferencias homosexuales inconscientes.

Es importante recordar que, en lo que respecta a tu sexualidad, debes llegar tan lejos como tú decidas, tal como aprendimos en el capítulo 12 ("¿Cuál es la regla de oro de la sexualidad?"). Para aquéllos que finalmente se inclinen por explorar nuevas sensaciones estimulando el punto P, indicaremos a continuación la mejor forma hacerlo. Lo primero será introducir un dedo a través del ano hasta localizar la próstata. Recuerda tener muy en cuenta la higiene rectal antes de iniciar el juego sexual. Puedes emplear una pera de goma con la que inyectar agua en el recto para lavar las paredes internas. Quien introduzca los dedos deberá tener las manos limpias y las uñas perfectamente cortadas para no lastimar el esfínter. También se puede cubrir el dedo que se vaya a introducir con un preservativo. Es importante utilizar un lubricante con base de agua y mantener una buena comunicación de pareja durante todo el proceso, que permita transmitir hasta dónde queremos llegar y cómo debemos estimular.

Durante las primeras ocasiones es recomendable permanecer acostado boca arriba, ya que esta posición permite que el peso del cuerpo repose sobre la espalda y no sobre muslos, nalgas y ano. De esta manera evitaremos que haya tensión muscular en la zona, lo cual podría dificultar la práctica. Otra forma de hacerlo es situándose de espaldas a la pareja, arrodillado, inclinando el cuerpo hasta alcanzar un ángulo de 90° o superior. Antes de introducir el dedo, es importante realizar masajes circulares alrededor del ano, con el fin de lograr una buena relajación. Conviene empezar por introducir el dedo meñique, poco a poco, acostumbrando el esfínter a las sensaciones, y posteriormente probar con el dedo anular o el índice. Una vez dentro, se realizará una leve presión sobre la pared anal, curvando el dedo hacia la cara anterior hasta llegar a sentir la próstata. Ése es el punto. Su estimulación, además de ser altamente placentera, puede acelerar la intensidad del orgasmo y la eyaculación. Con la práctica, las parejas que disfruten con la estimulación del punto P podrán probar la penetración con más de un dedo o incluso hacer uso de juguetes sexuales como los dildos o los vibradores.

Asimismo, para quien desee iniciarse en la excitación del punto P sin estimular la zona anal, existe una variante externa. En este caso, habrá que estimular el punto P a través de otra zona prostática a la que se llega presionando y masajeando suavemente la zona del periné. Recuerda que el periné es la zona que se encuentra entre el ano y los testículos.

*Recuerda: si deseas explorar y descubrir nuevas sensaciones en tu cuerpo, la estimulación del punto P puede convertirse en una grata experiencia de placer.*

# 67 / 100

## ¿QUÉ ES EL SEXO TÁNTRICO?

El tantra sexual, el tao y el yoga forman parte de las grandes tradiciones filosóficas del Extremo Oriente desde hace miles de años. Practicadas en países como la India, China o el Japón, estas disciplinas comparten raíces comunes y emparentan a los pueblos de esta parte del mundo.

Estas tradiciones filosóficas, a diferencia de las religiones monoteístas, buscan guiar el comportamiento humano hacia la salud física, mental y espiritual. Cuando los budistas hablan de la famosa "iluminación", se refieren a poder alcanzar el nivel de despertar psicológico, físico y espiritual que consiguió el propio Buda. Por tanto, no se trata de portarse bien en la vida para ser salvado por un dios todopoderoso, sino que la clave se encuentra en aprender a vivir como un Buda en cada acto de la vida. Como si todos fuésemos uno en potencia y lo llevásemos dentro de nosotros. Visto así, parece que el actual concepto del desarrollo personal, tan de moda en nuestra sociedad, dio sus primeros pasos en Oriente.

Las grandes tradiciones orientales extienden sus conocimientos a todos los aspectos de la vida humana, desde la alimentación y la medicina tradicional hasta la sexualidad. Todo ello forma parte integrante del ser humano y, por tanto, ha de abordarse sin tabúes.

El sexo tántrico (o taoísta) también habla de la realización física y espiritual a través de la sexualidad. Por consiguiente, aleja la vivencia sexual del mero desahogo físico. De esta manera, la sexualidad se convierte en una vía de crecimiento personal. Esto puede sonarnos algo esotérico a los ciudadanos de las sociedades occidentales, tan tecnificados y críticos con aquello que suene a tradición antigua. Sin embargo, no estamos tan alejados como parece. Cuando en el capítulo 29 hablábamos de erotismo, vimos cómo la sexualidad humana tiene la capacidad de desarrollarse cuando nos centramos en unir el placer y los afectos. En este sentido, el tantra sexual consistiría en llevar el erotismo a su máximo nivel.

Mediante el tantra sexual, las capacidades amatorias de hombre y mujer se desarrollan. Para ello, lo primero que hace es reconocer la limitación eyaculatoria masculina, algo que no se da en la mujer. Como sabemos, el hombre cuenta con una energía sexual limitada por el número de eyaculaciones que experimenta. Cuando el hombre es joven, puede permitírselas con más alegría, ya que su juventud le permite reponer rápidamente la energía gastada. Según el tantra sexual, la eyaculación debilita al hombre. Por tanto, éste ha de aprender poco a poco a controlarla. Al hacerlo, su capacidad sexual no sólo no decae, sino que aumenta. Curiosamente, es importante señalar que muchas de las técnicas básicas que utilizamos en Occidente en el tratamiento de ciertas disfunciones sexuales, como la eyaculación precoz, están basadas en la tradición tántrica y taoísta.

Mediante la práctica de los ejercicios que se proponen en el tantra, se pretende alargar y controlar la fase de meseta. Es decir, se busca el dominio eyaculatorio. Hasta que, gracias a la experiencia, se puede aprender a experimentar las contracciones musculares propias del orgasmo sin que se produzca la emisión del esperma. De hecho, los practicantes avanzados pueden practicar el sexo durante varias horas alternando períodos de excitación, meseta y orgasmo sin eyaculación.

Pero, ¿es sano evitar la eyaculación? Depende de la edad y del nivel de libido sexual. Cuando el hombre es joven, su elevada tasa de testosterona se convierte en un potenciador del instinto sexual, por lo que frustrar la eyaculación puede convertirse en algo muy difícil (e incluso doloroso). Según el nivel particular de libido sexual, el hombre que lo desee podrá ir adentrándose en el mundo del tantra a partir de los 30 años. Así podrá adquirir estas habilidades a medida que su cuerpo vaya entrando en una fase sexual más madura.

*Recuerda: el tantra sexual amplía los conceptos de sexualidad y erotismo, desvinculando la vivencia sexual de la pareja de la limitación de tiempo y de energía que supone la eyaculación masculina.*

# 68 / 100

## JUGUETES SEXUALES: ¿ALIADOS O ENEMIGOS?

Si te fijas en los nuevos *sex shops* que se inauguran en nuestras ciudades, te darás cuenta de que poco a poco han ido abandonado ese estilo ocultista y algo marginal que los caracterizaba hasta hace no mucho tiempo. Gracias a la vivencia cada vez más libre y natural de la sexualidad, los modernos *sex shops* se han convertido en tiendas eróticas con una estética mucho más cuidada. Ahora abundan los espacios bien iluminados, donde se encuentran productos dirigidos a satisfacer los gustos de todo tipo de público, del más general al más particular.

Hasta hace poco la clientela de estas tiendas solía ser mayoritariamente masculina, pero en la actualidad hombres y mujeres compran por igual. Es más, en las conocidas reuniones de *tupper sex*, donde se presentan y se venden productos eróticos a domicilio, el público suele ser principalmente femenino.

Junto a las tiendas y las reuniones a domicilio, Internet se ha convertido en la punta de lanza en la venta de productos eróticos. Su principal ventaja es la privacidad que permite a la hora de comprar, ya que evita la incomodidad que aún supone para muchas personas el hecho de entrar en un *sex shop*. No obstante, la venta *online* nos impide ver y tocar los productos antes de comprarlos y además no nos permite pedir consejo a los profesionales de forma directa. De hecho, estos profesionales están cada vez más y mejor formados en sexualidad, llegando incluso a contactarnos a los profesionales de la sexología para presentarnos sus novedades. Ellos mismos se han dado cuenta de la importancia que tienen muchos de sus productos en la vida sexual de muchas personas.

Y es que los juguetes sexuales tienen una doble vertiente: por un lado, pueden utilizarse para incrementar la chispa sexual y la sensualidad en cualquier pareja, y por otro pueden resultar muy útiles también en el tratamiento de ciertas disfunciones sexuales.

Al margen de los típicos vibradores, dildos o consoladores, en la parte más lúdica encontramos aceites de masaje, velas, disfraces sensuales, ropa interior, juegos de mesa sexuales, preservativos de sabores, lubricantes, plumas y esposas, entre otros muchos. Bien utilizados, es decir, jugando desde la regla de oro que aprendimos en el capítulo 12, son unos magníficos cómplices. El problema aparece cuando uno prefiere el juguete a jugar en pareja, o cuando sin el juguete no se puede mantener una relación satisfactoria. En estos casos sí que se está utilizando el juguete como sustituto. Hay que tener en cuenta que los vibradores, o cualquier juguete que funcione a pilas, pueden generar una estimulación de gran intensidad que no debemos utilizar de forma exclusiva. Si lo hacemos, nuestra sexualidad puede verse limitada, ya que al acostumbrarnos a la intensidad de la estimulación del juguete podemos dejar de responder al estímulo manual u oral tradicional. De ahí que sea muy importante combinar el sexo con y sin juguetes. Si lo haces, no habrá problemas.

En cuanto a la utilidad terapéutica de los juguetes sexuales, las bolas chinas son el máximo exponente en este sentido, ya que favorecen la sensibilización vaginal a la vez que fortalecen la musculatura del suelo pélvico e incluso permiten una mayor respuesta orgásmica. Otros juguetes tienen la capacidad de estimular nuestros cinco sentidos y ya sabemos que esto es fundamental para activar el deseo. Por su parte, los lubricantes ayudan en los casos de sequedad vaginal, los vibradores de diferentes tamaños facilitan la superación del vaginismo, etc. Pero lo más importante es que, bien utilizados, los juguetes sexuales pueden aportar variación, novedad, complicidad y alimento erótico a la pareja.

*Recuerda: los juguetes eróticos pueden ser un complemento muy útil en la vida sexual de cualquier pareja, e incluso nos pueden ayudar con ciertos problemas sexuales. Mientras no los utilices de forma exclusiva, serán unos magníficos cómplices en tu vida erótica.*

# 69 / 100

## NECESITO AYUDA: ¿A QUÉ PROFESIONAL PUEDO RECURRIR?

Nunca nos plantearíamos esconder que tenemos fiebre, que nos duele la cabeza o que estamos acatarrados. Sin embargo, os sorprendería saber lo mucho que algunas personas tardan en pedir ayuda cuando se trata de un problema sexual. En muchas ocasiones transcurren años hasta que se acude al especialista. Es evidente que el hecho de que la sexualidad pertenezca a la esfera íntima y privada del individuo hace que muchas veces cueste un poco más atreverse a abordar estos asuntos. Además, siguen existiendo ciertos tabúes y falsas creencias que impiden a muchas personas actuar con naturalidad y reaccionar a tiempo. Otro asunto no menos importante que retrasa la atención de los problemas sexuales es que en muchas ocasiones los pacientes no saben a qué profesional deben acudir.

En este sentido, entre los años 2008 y 2009 realizamos un estudio en un centro de atención primaria en el cual se preguntaba a los usuarios sobre sus costumbres a la hora de realizar consultas sobre problemas sexuales. De los 498 cuestionarios completados, el 58% pertenecía a mujeres y el 42% restante a hombres. Estos últimos se mostraron más proclives a consultar con su médico de cabecera, quedando satisfechos al hacerlo. Por su parte, la mayoría de las mujeres preferían esperar a consultarlo con el especialista. Un 6% de los encuestados no consultaría nunca sobre temas sexuales. El 50% de los participantes no refería ninguna barrera para consultar con su médico de cabecera. Otro dato interesante fue la percepción de muchos encuestados: tenían la sensación de que su médico no prestaba el mismo interés a la esfera sexual que al resto de ámbitos de su salud.

Como ya sabemos, la solución de cualquier problema sexual es más sencilla si nos ponemos a ello sin esperar demasiado tiempo. Pero

¿adónde debemos acudir? ¿Quién puede ayudarnos de forma fiable? Vamos a ver unas sencillas directrices para orientar la búsqueda de ayuda:

1. Al estar tratando asuntos sexuales, hemos de encontrar un especialista en este ámbito. Los profesionales de la sexología clínica suelen ser médicos o psicólogos con conocimientos específicos en esta materia. De hecho, lo más habitual es que hayan cursado estudios posuniversitarios especializados en sexología. Es por este motivo por el que ni todos los médicos ni todos los psicólogos van a poder ayudarte de la misma manera. Así que para elegir bien te recomendamos que busques en la red un profesional perteneciente a alguna de las múltiples asociaciones de carácter nacional o autonómico que agrupan a los profesionales de este sector. Éste puede ser un buen criterio de búsqueda cuando no conocemos a ningún profesional. Otro aspecto no menos importante, además de la competencia del profesional, es el hecho de que tú te sientas a gusto con él. Así que, si no te gusta o no conectas con lo que te dice, fíate de tu primera impresión (o de tu intuición) y busca otra opinión.

2. En la Seguridad Social hay muy pocos sexólogos. Sólo en algunos centros disponen de ellos y por este motivo lo más habitual es que el médico de cabecera te derive al ginecólogo o al urólogo para descartar cualquier problema físico. Una vez dado este paso, y vista la escasez de sexólogos en el sector público, los pacientes deben buscarlo (y costeárselo) ellos mismos.

3. Pese a la inversión económica que supone, la terapia sexual suele ser efectiva rápidamente en la mayoría de las disfunciones. Y, como me decía un paciente hace un tiempo: "Mucho más caro me salía no hacer nada".

*Recuerda: si tu coche sólo lo dejas en manos de un buen mecánico, del mismo modo tu salud sexual debes confiársela a un especialista en sexología.*

# CAPÍTULO 8. MITOS SEXUALES MASCULINOS

# 70 / 100

## ¿IMPOTENCIA SIGNIFICA LA PÉRDIDA DE VIRILIDAD?

"La identidad masculina gira alrededor del pene, mientras que la femenina no gira alrededor de la vagina". Es curioso comprobar cómo esta frase del filósofo americano Sam Keene aún sigue muy vigente. ¿Por qué se relaciona la virilidad o el hecho de ser un hombre únicamente con el funcionamiento de una parte del cuerpo como es el pene? La respuesta es muy clara: es un mito, una falsa creencia. De hecho, si un hombre padece un problema temporal en un brazo o una pierna, no sufre ningún altibajo en su valía personal. Sin embargo, si en lugar de esto lo que le falla es el pene, puede llegar a cuestionarse seriamente desde su virilidad hasta su autoconcepto. Visto desde el punto de vista de la gran mayoría de los hombres, el pene no tiene "permiso" para fallar, ya que su dureza y su fuerza son las garantes de gran parte de la autoestima y de la identidad masculina. ¿Por qué ocurre esto?

Desde los albores de la humanidad y hasta hace muy pocas décadas, ser hombre en la sociedad implicaba poseer la razón, la fuerza y el poder. Esas capacidades también estaban proyectadas en el pene, ya que gracias a su fuerza el hombre era capaz de penetrar una vagina, sentir placer y controlar a la mujer. Asimismo, el pene tenía la facultad (como si de una varita mágica se tratase) de determinar la descendencia. Pese a que vivamos tiempos modernos, somos una sociedad heredera de estos conceptos antiguos. El pene sigue teniendo una importancia simbólica enorme, si no ¿por qué los hombres hacen tantos comentarios sobre el tamaño o el grosor de su pene? Eso nos indica la estrecha relación con su autoestima.

A día de hoy, el hombre moderno se plantea otra cuestión aún más determinante: "¿Seré capaz de satisfacer a mi pareja?". Con lo que se alimenta aún más el mito que une la virilidad al rendimiento del pene. Y como además el hombre suele ser competitivo por naturaleza, lo único que se consigue al tomarse en serio este mito es contribuir a crearse ansiedad e inseguridad, lo que, como ya sabemos, le predispone a los "gatillazos".

Ciertas mujeres reconocen que a veces tampoco lo ponen fácil. Por un lado, quieren que su hombre sea fuerte, capaz de defenderlas, seguro, ambicioso. Pero a la vez quieren que sea tierno, cariñoso, comunicativo, que las comprenda y las respete. En la cama muchas de ellas buscan que su hombre las domine y las posea de forma ardiente, pero al mismo tiempo que les acaricie con suavidad y dulzura. Este equilibrio es muy difícil de conseguir para un gran número de hombres, los cuales en muchas ocasiones terminan frustrándose al comprobar que no son capaces de satisfacer al 100% a su pareja.

No tenemos ni la obligación ni la necesidad de ser perfectos ni perfectas. Asumamos esa realidad y contribuyamos a despojarnos de este mito inútil. La virilidad no depende de la funcionalidad del pene, depende del hecho de ser hombre y de muchas otras cualidades personales que van más allá de un pene erecto. Más que nunca en los tiempos que corren, existen muchas formas diferentes de ser hombre.

*Recuerda: la esencia de ser hombre no se encuentra en su pene erecto, sino en su valía como persona.*

# 71 / 100

## ¿EL HOMBRE TIENE QUE ESTAR SIEMPRE A PUNTO?

Si el mito anterior asociaba virilidad con potencia sexual, éste equipara la masculinidad con un nivel de deseo sexual constante. Ambos mitos se complementan y pueden hacer caer en incómodos malentendidos a muchos hombres y sus parejas.

En la base de este mito se encuentra algo que ya sabemos: es cierto que a partir de la adolescencia, y gracias a la acción hormonal, la respuesta sexual masculina es muy rápida e intensa. El más mínimo estímulo puede activar eróticamente a un chico adolescente. Con los años, esta respuesta va haciéndose más selectiva y el hombre deja de responder indiscriminadamente a todo tipo de estímulos. Si la activación visual era el principal desencadenante del deseo, poco a poco se va necesitando más activación táctil. Si esta evolución natural del deseo masculino no se tiene en cuenta y nos dejamos arrastrar por el mito, los cambios normales pueden vivirse como traumáticos, agravándose sus consecuencias.

Cuando ciertos hombres descubren que su pene no responde con la prontitud que desearían, la mente empieza a activarse y a generar la sospecha y el temor de que exista un problema real. Como sabemos, esto puede llegar incluso a hacer que el hombre evite los encuentros sexuales por miedo a que el pene no reaccione cuando y como "debe".

Al dejar atrás la adolescencia, de forma completamente natural, la erección va dejando de ser tan inmediata. A partir de los 35-40 años la disminución progresiva del nivel de testosterona atenúa la potencia sexual y provoca que no llegue tanta sangre y a tanta velocidad hasta el pene. Por otro lado, también disminuye el nivel de deseo y hace que se amanse esa predisposición constante para el sexo.

De esta manera, un hombre va necesitando otros aspectos además del puramente visual para despertar su deseo. La sexualidad se transforma en algo más complejo que el simple impulso eréctil de la adolescencia y la primera juventud. Y es aquí donde el hombre ha de ser el primero en ser consciente de esta evolución natural. Si él se respeta y se pone por encima de los mitos y las creencias que condicionan la sexualidad, podrá seguir disfrutando plenamente de su sexualidad a pesar de que la testosterona disminuya.

Si por el contrario el hombre no respeta su ritmo sexual, tampoco podrá hacer comprender esto a su pareja, la cual seguirá esperando una respuesta tan intensa e infatigable como antaño. Incluso ella puede pensar erróneamente que él ya no la desea como antes, con lo que puede generarse un problema de pareja.

Podemos matizar la frase del refranero popular "El hombre siempre va con la pistola cargada", argumentando que sí, en efecto, el hombre en sus primero años de juventud suele ir con la pistola cargada. Pero esa pistola va evolucionando poco a poco hasta convertirse en un fusil de precisión, que dispara menos tiros, pero más certeros. Este cambio de cantidad por calidad sólo podrá realizarse correctamente si el hombre se respeta a sí mismo (al igual que a su pareja) y se acompasa a sus ritmos naturales.

Es lícito y normal que a un hombre no le apetezca mantener relaciones sexuales. Y esto no quiere decir nada sobre su virilidad o su masculinidad. No obstante, en los casos en los que el deseo baje de forma abrupta y persistente deberíamos consultar con un especialista. La bajada fisiológica del deseo masculino es algo tan lento y gradual que cualquier cambio brusco debe hacernos valorar la posibilidad de pedir consejo.

*Recuerda: el hombre no siempre está a punto y eso debe ser respetado por él mismo y por su pareja.*

# 72 / 100

## ¿LA SATISFACCIÓN DE UN ENCUENTRO SEXUAL DEPENDE DEL TAMAÑO DEL PENE?

El tamaño del pene por sí mismo no repercute directamente ni en el nivel de potencia sexual ni en el nivel de satisfacción percibida. Ahora bien, a nivel individual el hecho de tener un pene grande y ancho puede proporcionar cierto nivel de placer narcisista al hombre, ya que esto le reconforta y le provee de cierta seguridad personal.

Por su parte, las mujeres pueden reaccionar de forma ambivalente ante un pene grande. Algunas de ellas pueden excitarse, pero otras, por el contrario, pueden experimentar cierto temor a sentir dolor.

Tengamos en cuenta que la vagina es un espacio virtual. Es decir, en estado de reposo sus paredes se encuentran en contacto, apoyándose entre sí. Cuando entra un dedo, un pene o cualquier otro objeto, las paredes vaginales se amoldan a ellos y los abrazan con su estructura elástica, húmeda y rugosa. Al igual que el pene, la vagina también puede ser de diferentes tamaños. Y aquí es donde la sincronía sexual de pene y vagina va a resultar importante para que la pareja pueda acoplarse bien sexualmente entre sí. Si el pene es pequeño y la entrada de la vagina es grande, la sensibilidad de los amantes puede ser menor. Recuerda que la mayor sensibilidad vaginal se concentra en la entrada, conocida también como *introito*. Si por el contrario el pene es grande y el introito normal o pequeño, el hombre percibirá sensaciones más intensas pero tendrá que ir con cuidado para no hacerle daño a ella. Conseguir el acoplamiento sexual de la pareja requerirá conocerse y comprender qué molesta y qué satisface más a cada uno.

Por supuesto, gracias a la experiencia sexual que se adquiere con la práctica, cada uno podrá aprender a jugar con maestría con el pene o la vagina que la naturaleza le haya otorgado.

Ahora que sabemos que la vagina, al igual que el pene, también puede tener diferentes tamaños, se hace más curioso constatar cómo esta misma realidad afecta de forma tan diferente a ambos sexos. Mientras para las mujeres el tamaño de su vagina no tiene la menor importancia, en el caso de los hombres el tamaño del pene puede ser causa de grandes complejos.

Quitémonos de la cabeza el mito de que un pene grande es más potente que uno pequeño. Cada pene tiene un sistema circulatorio que lo irriga de forma acorde a su tamaño. Si el pene es grande, necesitará más cantidad de sangre que uno de menor tamaño para alcanzar el mismo nivel de dureza. Y en este sentido, la resistencia en estado eréctil tampoco tiene nada que ver con el tamaño.

El tamaño del pene puede variar en cada raza humana. La raza negra tiene tanto el pene como la vagina más grandes de media que los miembros de la raza caucásica y éstos a su vez tienen genitales de mayor tamaño que las razas asiáticas. Cuando nos referimos a un pene normal, estamos hablando del tamaño de pene más habitual en una sociedad determinada. En el extremo inferior se pueden dar casos muy poco frecuentes de hombres con micropene. En nuestra sociedad, serían aquellos penes con un tamaño inferior a 6 cm en erección. En el extremo superior podemos encontrar los raros casos de macrofalosomia, penes extremadamente grandes. Estos casos extremos sí pueden provocar serias dificultades a la hora de acoplarse sexualmente en pareja. Pero, para la inmensa mayoría de la sociedad, el secreto reside simplemente en dedicarse sin complejos a disfrutar de la sexualidad.

*Recuerda: la capacidad para dar o recibir placer no depende del tamaño del pene, sino de las capacidades amatorias desarrolladas con la práctica.*

# 73 / 100

## ¿TENER UNA BUENA ERECCIÓN ES INDISPENSABLE PARA PRACTICAR SEXO?

Hay vida sexual más allá de la erección. Es más, conviene quitarle importancia —y, de paso, perderle el miedo— a la falta de erección. No obstante, esto resulta algo más sencillo de decir que de hacer, visto lo arraigados que aún están en nuestra sociedad mitos como los que hemos tratado previamente.

Conviene tener en cuenta que durante toda relación sexual el pene pasa por diferentes fases donde la erección puede ser más o menos rígida. Muchas parejas ni se dan cuenta de estos cambios. Sin embargo, si en un momento dado el hombre toca su pene y detecta que la rigidez es menor de la que considera necesaria, corre el riesgo de que su mente se vea invadida por un torrente de pensamientos y temores que acaben por anular completamente su erección. Recuerda que cuanto más pendiente esté un hombre de su erección, más bloqueará la respuesta fisiológica.

Con un pene en estado de semirrigidez casi siempre se podrá iniciar la penetración vaginal y, posteriormente, tras las primeras embestidas, conseguir más firmeza. La mujer puede acompañar la penetración con los famosos ejercicios de Kegel. Éstos se realizan contrayendo y distendiendo la musculatura pélvica y vaginal, generando una elevada estimulación del pene durante la penetración. Insistimos, todo esto puede resultar muy útil siempre y cuando el hombre no se boicotee con pensamientos del tipo "no voy a poder", "¿qué va a pensar de mí?", "¿qué clase de hombre soy?". Como siempre en sexualidad, la clave radica en dedicarse a disfrutar en lugar de autoobservarse.

¿Qué hacemos si no hay una erección firme? Depende. Si prácticamente nunca se produce una erección completa, conviene consultar a un especialista. Quizás pueda existir un problema orgánico o psicosexual que se haya cronificado y que esté provocando esta insuficiencia. Así que lo mejor será ponerse en manos de un especialista que nos ayude. Si por el contrario la falta de erección es algo que sólo se produce en algunas ocasiones, hemos de retomar la máxima de Antoni Bolinches: "Si la erección se va, déjala, que ya volverá". En este sentido, lo que hay que hacer es pasar olímpicamente del pene, como si no existiese. Y dedicarse a dar y recibir el máximo placer por otras vías. Como por ejemplo explorando todo el cuerpo mediante juegos orales y caricias, utilizando juguetes sexuales o empleando la masturbación en pareja, lo cual, además, contribuye a que ambos aprendan a adaptarse al ritmo del otro, favoreciéndose así la sincronía de la pareja.

El papel de la mujer será muy importante en este asunto. Si ella vive la semirrigidez del pene como un problema grave, pensando "no le gusto" o "sin erección no vale la pena hacer nada", se frustrará y transmitirá —aunque no quiera— mayor presión al hombre, con lo cual sólo se conseguirá hacer más difícil que el pene responda. Es fundamental que ambos tomen una actitud despreocupada, dedicándose a enriquecer su sexualidad con otras prácticas y "dejando al pene en paz".

*Recuerda: no todas las prácticas sexuales requieren una erección completa. Así que no dejes de jugar.*

# 74 / 100

# ¿LAS RELACIONES SEXUALES "COMPLETAS" FINALIZAN CON EL COITO?

En nuestro planeta, cada día se produce la siguiente escena en millones de ocasiones:

"Una habitación iluminada con luces tenues, una cama de matrimonio y sobre ella una pareja que se estimula sexualmente a través de besos, caricias y contacto genital. En un momento determinado de los preliminares, la erección y la lubricación les indican instintivamente que la activación sexual es completa, por lo que sin pensarlo adoptan la posición del misionero e inician la penetración."

Esta escena describe una relación coital típica. Pero la palabra *coital* no es sinónimo de *completa*. Sin embargo, muchos hombres y mujeres sentirán en su fuero interno que comulgan con la siguiente afirmación: "Si no hay penetración, no es una relación sexual de verdad". Es más, "se puede disfrutar jugando de otras formas", pensarán, "pero eso no será una relación completa".

Nos encontramos ante otro mito sexual, producto de la creencia social tradicional de que la relación coital con orgasmo intravaginal es la única auténtica. Como podemos deducir, a quien se lo toma en serio este mito le limita drásticamente el abanico de experiencias sexuales reduciéndolas a una sola. Y de paso contribuye a hacerle caer en la monotonía y el aburrimiento.

Este mito viene de lejos, es heredero de la creencia popular que ha transmitido durante siglos, de generación en generación, la idea de que el único sexo moralmente aceptado es el encaminado a concebir descendencia. No cabe duda de que el sexo coital es el único que funciona si lo que buscamos es tener un hijo. Pero si lo que se intenta es disfrutar y experimentar placer, es decir, en la sexualidad que se practica en el 99% de las ocasiones, el concepto de *relación sexual completa* debería ampliarse por el bien de todos.

Muchas parejas libres de este mito disfrutan plenamente al realizar juegos sexuales distintos al coito. En este sentido, la masturbación mutua o el sexo oral no tienen por qué estar relegados únicamente al estatus de preliminares. Pueden ser los protagonistas de la relación. Bastará con practicarlos con pasión, erotismo y habilidad.

En muchas ocasiones las prácticas no coitales son, de hecho, la mejor opción. Como por ejemplo durante algunas fases del embarazo, o cuando por limitaciones de tiempo y de espacio no es posible realizar una penetración coital. En ciertas parejas el período menstrual también puede ser ocasión de practicar otras variantes sexuales. De igual manera que en casos de molestias vaginales o sequedad genital.

La comunicación de pareja será clave para poder dejar atrás este mito. Muchas veces, los dos pueden pensar, sin decírselo al otro, que su pareja se siente frustrada al no terminar la relación con el coito.

Ya sabemos que tanto protagonismo y tantos focos centrados en el pene pueden causar ciertos temores. Al variar y ampliar el registro sexual, se comprueba que el placer no depende únicamente de la erección del pene y de la penetración. De este modo, sin tanta responsabilidad, se constata que todo funciona mejor.

Por lo tanto, preguntaos qué es lo que más os gusta, esto es algo fundamental. Y si no sabéis qué contestar, no pasa nada, practicad y descubrid desde la regla de oro de la sexualidad. Nadie nace sabiendo practicar el sexo. Recuerda, además, que dos de cada tres mujeres no consiguen llegar al orgasmo únicamente a través de la penetración. Por tanto, ¿por qué seguimos centrando las relaciones en ella? Si no estás buscando un hijo, amplía tus miras. Existen multitud de libros en el mercado que te pueden ayudar a incorporar nuevas experiencias a la sexualidad cotidiana.

Y, por supuesto, si disfrutas de la penetración como eje central de tus relaciones, te gusta y no te planteas otra cosa, adelante. No es nuestra intención denostarla o minusvalorarla, únicamente perseguimos ampliar el concepto de *relación sexual*.

*Recuerda: el coito no es la única relación sexual completa, forma parte del amplio abanico de prácticas sexuales con las que puedes enriquecer tu vida sexual.*

# 75 / 100

## ¿CUALQUIER HOMBRE EXPERIMENTADO DEBE CONSEGUIR QUE SU PAREJA LLEGUE SIEMPRE AL ORGASMO?

Estamos ante un mito todavía muy arraigado en nuestra época. De él se deriva la convicción de que el orgasmo femenino es responsabilidad del hombre. Es decir, este mito contribuye a hacer del hombre el director de orquesta de su propio orgasmo y del de su pareja al mismo tiempo. El hecho de convertir el orgasmo femenino en un deber del hombre puede interiorizarse como un gran reto para él. Y ya sabemos que si nos ponemos retos en lo que atañe a nuestra vida sexual es fácil que terminemos decepcionados.

El origen de este mito también viene de muy antiguo. Su raíz está en la falta de autoconocimiento sexual que históricamente se ha vivido en la sociedad. Ten en cuenta que tocarse ha sido algo pecaminoso y sucio durante siglos y nosotros somos herederos de esta mentalidad. En este sentido, quien ni se toca ni se explora no se conoce.

En lo que respecta a la sexualidad masculina, el histórico desconocimiento sexual ha sido menos limitante para él, ya que el hecho de tener los genitales dispuestos de forma externa y contar con mayor ímpetu sexual debido a la testosterona ha favorecido que, pese a la represión imperante, pocos hombres se privaran de conocerse sexualmente a través de la masturbación. Por el contrario, hasta hace sólo unas pocas décadas el clima social y religioso, junto a la disposición interna de los genitales femeninos, mantuvo a la mayoría de las mujeres en un estado de desconocimiento absoluto de su respuesta sexual.

Precisamente la sexualidad femenina es la más compleja. Podríamos decir que la calidad de vida sexual percibida por una mujer sería como una red de pesca que lo arrastra todo. El trabajo, la economía doméstica, la familia, la relación de pareja, etc. son factores aparentemente inconexos pero determinantes en la respuesta sexual de una mujer. Si comparamos esto con la rápida respuesta sexual de un hombre, capaz de aislarse —casi— por completo de cualquier problema para mantener relaciones sexuales, entenderemos por qué es más complicado llegar al orgasmo para muchas mujeres.

El mito se completa al añadirle la competitividad típica del "macho" y la modernidad del siglo XXI, con esa tendencia a compararnos y a juzgarnos como buenos o malos amantes. El mito que estamos intentando disolver encaja entonces como anillo al dedo en los hombres más competitivos. "Si consigo que ella llegue al orgasmo, me demostraré que soy un hombre como es debido y de paso mi autoestima se fortalecerá", es una de las creencias que reside detrás de este mito.

Si creemos que el orgasmo femenino es responsabilidad del hombre, ¿cuál es entonces el "libro de instrucciones" del buen amante?, ¿quiere decir esto que, en el fondo, a todas las mujeres les gusta lo mismo?, o ¿se excitan todas de la misma forma? La sexualidad no es algo rígido ni mecánico. Nada le asegura a un hombre que estimulándole el clítoris o la vagina a su compañera ésta llegue al clímax. Es más, incluso aunque una pareja haya alcanzado un punto de sincronía relacional elevada, nada les asegura que en todas las relaciones ella vaya a alcanzar el orgasmo.

*Recuerda: el orgasmo femenino depende de varios factores. El primero de ellos es básico pero fundamental: la mujer ha de conocer su respuesta sexual y saber lo que le gusta. Tras esto, la sincronía global con la pareja será también decisiva.*

# 76 / 100

## ¿LA ÚNICA FORMA DE ESTIMULAR LOS GENITALES FEMENINOS DEBE SER CON EL PENE?

La respuesta a este mito es rotundamente NO. Por suerte, éste es, entre todos los mitos sexuales que nos limitan, uno de los menos arraigados. Ya han pasado los años en los que se contemplaba la penetración vaginal mediante el pene como el único juego sexual posible. Gracias a las investigaciones en el terreno sexual de los últimos cincuenta años, sabemos que la mayoría de las mujeres disfrutan fundamentalmente con la estimulación del clítoris, y para ello no es estrictamente necesaria la intervención del pene. Asimismo, la excitación de los labios mayores y menores también puede resultar muy placentera, como la estimulación del primer tercio vaginal en su cara anterior (zona del punto G) y el periné.

Al igual que el resto del cuerpo de los amantes, la zona genital al completo puede ser acariciada, lamida, besada, mordida y frotada, utilizando para ello los labios, la lengua, los dedos, los muslos o cualquier otra parte que se nos ocurra. Además, la infinidad de juguetes sexuales existentes en el mercado pueden ser de gran utilidad en este sentido. No obstante, el "falocentrismo", la vieja costumbre de creer que el pene es el único elemento con el que llevar a cabo la estimulación sexual, aún puede limitar nuestra vida sexual. Es como si un niño sólo jugase con uno de sus juguetes, desaprovechando todos los demás, con los que podría descubrir nuevas aventuras.

Ciertas personas pueden pensar que jugar con los labios, la lengua u otras partes del cuerpo puede resultar poco higiénico. Esto no es algo de una importancia menor, de ahí que una de las máximas de la sexualidad de pareja sea que "el sexo debe oler a agua limpia". Es decir, hemos de tener una escrupulosa limpieza de nuestros genitales si lo que queremos es atraer en lugar de espantar.

Por tanto, el clítoris y los genitales femeninos pueden ser estimulados de mil maneras, entre ellas también con el pene. Utilizando un poco de lubricación, con un lubricante al agua específico o directamente utilizando la propia secreción vaginal, se puede acariciar el clítoris con la mano, la lengua o cualquier juguete sexual al ritmo que la pareja desee. Obviamente, también se puede hacer con el pene. De esta manera, durante el juego sexual las dos zonas erógenas más sensibles en el hombre y la mujer estarán siendo estimuladas a la vez. Recuerda que el clítoris es la parte más sensible de los genitales femeninos, algo parecido al glande del pene, y deberá estimularse sólo cuando la mujer esté algo excitada. De otra forma podría resultar molesto. He aquí un motivo más para no ir siempre "directos al grano". Si queremos lograr una correcta sincronía afectivosexual, la mayoría de veces nos ayudará jugar previamente.

Tras el juego preliminar, dejad que la imaginación haga el resto. Por ejemplo, si os encontráis en la ducha, podéis utilizar el chorro de agua como estimulante para los genitales. Al igual que cualquier aparato vibrador dirigido por el hombre al ritmo que marque la mujer. E incluso adoptando posturas divertidas como el 69, que permite la estimulación oral de ambos. Ella puede dirigir también su propia estimulación cabalgando encima de los muslos de su pareja, dispuesta de cara o de espaldas, mientras sus genitales rozan contra la piel y ella al mismo tiempo estimula el pene con sus manos.

*Recuerda: los genitales de la mujer pueden (e incluso deben) ser estimulados de muchas maneras diferentes, simplemente hay que dejar a un lado el mito y dejar volar la imaginación.*

# 77 / 100

# ¿EL ORGASMO SIMULTÁNEO ES LO IDEAL Y LA META A ALCANZAR?

El hecho de carecer de educación afectivosexual hace que, sin darnos cuenta y para nuestra desgracia, adoptemos como referentes del comportamiento sexual normal ciertos medios de difusión en ocasiones poco recomendables. De esta manera las películas de cine, las revistas y filmes porno y la transmisión oral entre amigos conforman las vías principales de información sobre cómo practicar el sexo. De ahí sale el "código" que empleamos en nuestra mente, de forma más o menos consciente, para medir el nivel de satisfacción de nuestra vida sexual. Estos códigos nos uniformizan, como si fuésemos máquinas comportándonos todos de la misma forma. Ni somos máquinas, ni somos iguales, ni nuestra sexualidad debe serlo.

Como veremos en el capítulo dedicado a la educación sexual, el sexo, al ser un instinto muy potente, aflorará y buscará su expresión en el comportamiento humano, queramos o no. Por eso, más vale no hacer como que no existe y ayudar a la sociedad a vivirlo de forma satisfactoria, alejándola de mitos y clichés como este que estamos tratando.

En una escena sexual de cualquier película subida de tono, hombre (dominante) y mujer (sumisa) llegan al clímax al mismo tiempo, entrelazando sus cuerpos mientras gritan de placer. Sin embargo, en la vida real el orgasmo simultáneo es más una excepción que una norma. Es así y no pasa nada, es lo normal.

Si en tu caso el orgasmo simultáneo te sucede a menudo con tu pareja, disfrútalo, pero si no, no te obsesiones en conseguirlo. Recuerda uno de los mensajes clave de este libro: si te planteas el sexo como un objetivo, sin darte cuenta estás desconectando del sexo al prestarle más atención a tus pensamientos y contribuyes a bloquear tu respuesta sexual.

No es nuestra culpa. Los medios de difusión que consumimos desde la más tierna infancia nos han llenado el cerebro de clichés. Entre ellos, que el orgasmo simultáneo se da cuanto más enamorada está una pareja y más romántica o idílica es su relación, dando a entender que esto sólo les ocurre a las "mejores" parejas, a los amantes "diez". En ciertos casos, al no conseguir ese orgasmo simultáneo, el cliché se activa, las personas se juzgan, e incluso algunas pueden creer que quizás sea su relación lo que no funciona. En ocasiones se llega incluso a fingir el orgasmo para hacer ver que coincide con el de la pareja. Nada que añadir, ya somos conscientes de lo perjudicial que puede resultar para la relación fingir de forma habitual.

Que el orgasmo simultáneo es una situación excepcional es muy fácil de entender si recordamos cómo funciona la fisiología de ambos géneros. El hombre tiende a excitarse rápido, basta con tocar sus puntos clave, y puede eyacular en escasos minutos. La mujer, en cambio, suele necesitar más tiempo para alcanzar las diferentes fases de una relación sexual. Biológicamente hablando, que estos ritmos se sincronicen en un orgasmo no es un asunto sencillo.

Así que, si es lo más habitual, ¿qué hay de malo en alcanzar el orgasmo en momentos distintos? Nada. Si la mujer va a tardar más, se le puede estimular primero en sus zonas más erógenas para intentar sincronizar ambos ritmos sexuales y alcanzar la fusión mediante la penetración más adelante. Si en cambio ella no disfruta especialmente con el coito, su pareja puede jugar y estimularla con otras partes de su cuerpo y, una vez ella haya alcanzado el orgasmo, él puede alcanzar el suyo a través de la penetración. Si el hombre no es de esos que se queda dormido tras eyacular, ella podrá dedicarse a satisfacerle a él primero y luego él a ella. Todas las combinaciones son posibles.

*Recuerda: el orgasmo simultáneo depende de tantos factores que es más bien algo excepcional. Lo mejor que se puede hacer es no pensar en él y disfrutarlo si ocurre.*

# 78 / 100

## ¿EL DISFRUTE Y EL ORGASMO FEMENINO DEPENDEN DE LA PENETRACIÓN VAGINAL?

Estamos ante un mito interesante, mucho más actual de lo que podemos creer a simple vista. Su origen es muy sencillo de entender, ya que se remonta a la concepción antigua del hombre como eje central de la sexualidad. Eran los tiempos en los que la experiencia sexual femenina o bien no se mencionaba o, si se hacía, se consideraba simplemente una extensión de la sexualidad masculina. Según este concepto antiguo (y erróneo), se asentó la creencia de que la vagina, al igual que el pene en el caso del hombre, debía ser a la vez el órgano sexual y de placer en las mujeres. Teniendo en cuenta que el sexo siempre ha sido un tabú y el femenino un auténtico desconocido, la sociedad creyó "a pies juntillas" durante generaciones la idea de que la vagina era la fuente del "auténtico" placer femenino. Al mismo tiempo, millones de mujeres comprobaban, en secreto y una tras otra, que lo que realmente les producía placer era estimular el pequeño botón localizado bajo del monte de Venus.

La experiencia práctica contradecía las voces clínicas más autorizadas de su época, como el propio Freud, que menospreciaban el orgasmo obtenido a través del clítoris tildándolo de patológico.

Nosotros, que somos herederos de la cultura de nuestros antepasados, seguimos creyendo, quien más quien menos, que la satisfacción femenina dependerá en mayor o menor medida de la penetración vaginal.

Pero, en realidad, ¿esto es cierto o no? La respuesta, como muchas veces en lo que respecta al ser humano, es ambigua: depende. Dependerá fundamentalmente de las características personales de la mujer. De sus gustos, de su experiencia sexual y de su fisiología.

La gran mayoría de las mujeres preferirán, aunque no sean conscientes de ello, una estimulación combinada de vagina y clítoris, algo que dependerá de la postura que se adopte. Ten en cuenta que muy pocas de ellas llegan al orgasmo simplemente estimulando la vagina. De hecho, un gran número de mujeres pueden creer que su orgasmo es 100% vaginal, ya que desconocen que el clítoris tiene unas ramificaciones internas que envuelven la vagina. En estos casos, dependiendo de las posturas que se adopten junto a la habilidad del amante, lo que se puede estar sintiendo en realidad es la estimulación combinada de la vagina y de estas ramas internas del clítoris al mismo tiempo. ¿En qué posturas se favorece la estimulación combinada? Lógicamente cuando durante la penetración el pubis femenino roza con alguna parte del cuerpo de su pareja. De igual forma, esto puede conseguirse cuando el clítoris se estimula indirectamente durante la penetración, gracias a la fricción de los labios menores. Éstos forman el denominado *capuchón del clítoris*, al que envuelven y excitan mediante el roce, al abrirse y cerrarse durante la penetración. Otra forma de sentir esta estimulación combinada es cuando el pene es grueso y al entrar en la vagina empuja y estimula las paredes vaginales. Esto puede provocar la excitación profunda de las ramas internas del clítoris. Si te encuentras entre las mujeres que disfrutan más por estas vías, entonces la penetración sí será importante para tu orgasmo.

Si por el contrario eres de las que disfrutan sobre todo de la estimulación directa del clítoris, entonces la penetración no será tan importante. Podrá resultarte más o menos agradable sentir a tu pareja dentro, pero no será la clave para tu orgasmo ni para tu disfrute. He aquí una razón de más para descubrir lo que nos gusta. Imagina la de casos en los que el hombre se esfuerza por resistir durante el coito sin eyacular, convencido de que eso llevará a su chica al orgasmo, cuando quizás ella sólo lo alcanza a través del clítoris. Tan juntos y a la vez tan separados, ambos pueden creer que el otro disfruta y en realidad ninguno está siendo fiel a sí mismo.

*Recuerda: ni el orgasmo ni el disfrute de la mujer dependen únicamente de la penetración vaginal.*

# 79 / 100

## ¿ES CIERTO QUE DESPUÉS DEL COITO NO HACE FALTA SEGUIR ESTIMULANDO A LA MUJER?

Éste es otro de los mitos que se han instalado en la sociedad a causa de la visión masculinizada de la sexualidad. Tras la eyaculación, el hombre entra en el denominado *período refractario*. Durante este tiempo, su cuerpo anula toda excitación sexual. Es más, muchos de ellos llegan a quedarse dormidos tras el clímax. El motivo es que su cuerpo está recuperándose del desgaste orgánico que le ha supuesto la relación sexual. Y entretanto su deseo sexual y su capacidad de activación genital quedan temporalmente anulados.

La duración y la profundidad del período refractario es directamente proporcional a la edad del hombre. Cuanto más joven sea, menos tiempo transcurrirá entre una relación y la siguiente. Toda mujer que intente estimular a su hombre durante este período, recibirá una respuesta negativa más o menos sutil por su parte. Pese a que la mayoría de las veces ella busque sólo afecto, él puede interpretarlo como una demanda de más sexo, lo cual no puede ser por el momento.

El mito del enunciado gana fuerza si empleamos las "gafas masculinas" para tratar de explicar los ritmos sexuales femeninos. Así, el hecho de creer que tras el coito no hay que estimular más a la mujer es aplicar la lógica masculina al funcionamiento femenino. En este sentido, si el hombre interrumpe toda actividad tras el orgasmo, la mujer también.

Entonces, ¿cuál es la respuesta a la pregunta que nos estamos planteando? Una vez más, depende. El primer factor a tener en cuenta es el tipo de respuesta sexual de cada mujer. Si ella acostumbra a tener un único orgasmo, será mejor no continuar estimulando el clítoris, ya que éste estará muy sensible y puede resultar molesto. Eso sí, se puede seguir estimulando muchas otras zonas. Si en cambio ella es de las que pueden tener varios orgasmos seguidos, se podrá retomar la estimulación primero lentamente y progresivamente de forma más enérgica.

Si es él quien llega primero al orgasmo, la mujer podrá en ciertos casos decidirse por prescindir del suyo, disfrutando de la proximidad, la compenetración y la sensualidad. Si éste es el caso, dejaremos de lado la zona genital. Si por el contrario ella desea alcanzar el clímax, seguiremos estimulándola de la manera que más le plazca. Démonos cuenta de lo importante que es también en este caso la buena comunicación sexual de la pareja. No decir nada puede generar frustración y pensamientos como "qué egoísta, él ha llegado y ahora se olvida de mí".

La frase "estimular más a la mujer" no se refiere únicamente a la estimulación dirigida a provocar el orgasmo. Recuerda que tenemos aproximadamente dos metros cuadrados de piel por todo el cuerpo para escoger y estimular. Además de poder conducirnos al orgasmo, el hecho de estimular sin un fin o un objetivo es un placer en sí mismo. Algo tan simple sigue sin ser asimilado por ciertos hombres. Para ellos, tocar por tocar no tiene sentido. Si se estimula es para conseguir algo: el orgasmo.

El acto de estimular sin objetivo tiene un efecto muy importante, constituye un potenciador de la relación de pareja de la misma forma que la leña hace con el fuego, mantenerlo encendido. Asimismo, el afecto poscoital se convierte en algo fundamental para el vínculo de la pareja. No en vano muchas mujeres lo valoran al mismo nivel que el sexo más excitante. Y por suerte para todos cada vez más hombres comprenden que, pese a su período refractario, pueden seguir disfrutando de la estimulación física sin que eso suponga una amenaza para su recuperación sexual.

*Recuerda: cada mujer es diferente, y por tanto cada una tendrá sus preferencias para su vida íntima. Dejad de lado las creencias y los apriorismos y dedicad tiempo a conoceros.*

# 80 / 100

## ¿MASTURBARSE PUEDE LLEGAR A SER PERJUDICIAL PARA LA SALUD?

Los hombre y las mujeres que a día de hoy tienen más de 40 años es probable que hayan oído varias veces en su vida frases como: "Si te masturbas, te quedarás ciego" o "Si te masturbas, te crecerá pelo en las manos". Aún hay más, a muchos niños se les asustaba diciendo que podrían quedarse estériles, volverse locos, sufrir convulsiones y muchas otras advertencias sin ningún valor científico. Ten en cuenta que los mitos arraigan mucho mejor en la infancia que en la edad adulta, los niños no tienen argumentos para contrarrestar la información, y el propio temor a la autoridad permitía que creencias como estas se grabaran a fuego en sus mentes.

A día de hoy, por suerte, a nadie se le dicen ya estas barbaridades. Sin embargo, si lo piensas dos veces para tus adentros, seguro que puedes percibir los últimos coletazos de tantísimos años de represión sexual con el tema de la masturbación. La masturbación aún soporta ciertas sombras del tabú que fue durante siglos, en especial la femenina.

Para los pocos que aún puedan albergar alguna duda al respecto, aclararemos que no existe ningún proceso fisiológico ni patológico por el cual si te masturbas te pueda suceder ni uno solo de los efectos con los que se amenazaba a los adolescentes.

En este sentido, hay que entender la masturbación como una necesidad fisiológica para los adolescentes. Sobre todo para los chicos, los cuales, llenos de testosterona, necesitan liberarla a través de la masturbación y la eyaculación. En el fondo, esta conducta es una señal de buena salud y de plena capacidad genital y reproductiva. Por supuesto, siempre habrá cierto número de hombres que necesiten masturbarse con menor frecuencia. Cada uno actúa según su propia fisiología. Además, el hecho de masturbarse proporciona una intensa sensación de placer y de descarga de tensiones. También favorece el autodescubrimiento sexual, que permitirá al individuo interaccionar mejor con sus futuras parejas afectivosexuales.

En muchos estudios se ha observado que reprimir las tendencias sexuales propias de cada edad produce justamente el efecto contrario al deseado y predispone a padecer disfunciones y parafilias sexuales en la edad adulta. De ahí que en la moderna sexología clínica se asegure que "la peor perversión sexual es la represión sexual". Si bloqueamos un instinto humano tan potente como el sexual, estaremos contribuyendo a generar efectos secundarios psicosexuales.

Ahora bien, tampoco es bueno pasarse al extremo opuesto y depender de la masturbación como fuente de placer. Es aquí cuando podemos entrar en un círculo vicioso. Si una persona se masturba para aliviarse y vivir una experiencia placentera cuando su cuerpo se lo pide, no hay problema. Pero si un individuo se masturba repetidamente, dejando de lado otras actividades propias de su edad, y además esta conducta le bloquea en su correcto desarrollo personal, estamos ante un problema de adicción sexual. Y esto, al igual que la represión, también es perjudicial para el individuo. La masturbación como complemento o como práctica principal cuando no se tiene pareja, muy bien. Pero la masturbación vivida como fijación y sustituto de la vida sexual de pareja se convierte en una conducta sexual limitante.

*Recuerda: no hay nada malo en masturbarse. Es más, practicada desde la regla de oro de la sexualidad, la masturbación es un mecanismo de placer y autoconocimiento sexual muy sano para hombres y mujeres.*

# CAPÍTULO 9. MITOS SEXUALES FEMENINOS

## 81 / 100

## ¿LAS MUJERES DEBERÍAN LLEGAR AL ORGASMO EN TODAS SUS RELACIONES SEXUALES?

Lo primero que queremos aclarar es que, si una mujer desea alcanzar el orgasmo en todas sus relaciones, no hay ningún problema. El matiz está en diferenciar lo que uno cree que hace por propia voluntad o, por el contrario, porque cree que debe ser así, porque es lo "normal". La clave está en el verbo que utilizamos para expresarnos. Si usamos el verbo *deber*, es probable que estemos actuando desde el mito o la falsa creencia: "debo estar siempre a punto", "debo llegar siempre al orgasmo", etc. Si, por el contrario, utilizamos el verbo *desear*, es más probable que esa decisión parta desde el yo más libre: "deseo darte placer", "deseo tener un orgasmo". Este detalle es muy importante, ya que nos puede servir a modo de reflejo para detectar si lo que motiva nuestra sexualidad es el mito o la libre expresión del deseo.

El derecho al orgasmo femenino, reivindicado y conquistado finalmente a lo largo de la segunda mitad del siglo XX, ha acabado convirtiéndose en muchos casos en una obligación. A día de hoy, muchos hombres y mujeres buscarán el orgasmo y no pararán hasta encontrarlo. En cierta medida este modo de actuar está muy bien, el hecho de que ambos busquen dar satisfacción al otro no tiene nada de malo. Afortunadamente, atrás quedó la época donde el placer femenino no importaba. Pero, una vez más, da la sensación de que nos hemos pasado al lado opuesto obsesionándonos con el clímax como objetivo último de toda relación. Como si del aplauso final se tratase, vamos tan centrados en esta meta que se nos pueden pasar de largo muchos detalles durante la carrera.

Cada persona es un mundo, y por tanto cada pareja son dos mundos diferentes. Con lo cual, existen tantas variables que pueden afectar a uno, a otro o a ambos que pretender que las relaciones cumplan siempre ciertos requisitos es una quimera. Entre estas variables encontramos los cambios cíclicos hormonales en la mujer. A lo largo del ciclo menstrual, experimentará cambios en la sensibilidad de su piel, en la intensidad del deseo sexual, en el carácter, etc. Asimismo, los condicionantes externos de la vida, como el trabajo, el estrés, la relación de pareja y un largo etcétera, provocarán que haya días en los que únicamente le apetecerá estar abrazada a su pareja tumbados en el sofá, hablando, acariciándose, sin más. En otras ocasiones, quizás desee (recordemos este verbo) ser estimulada de forma excitante, pero sin embargo prefiera no llegar al orgasmo y que sea su pareja quien lo alcance. Y, por supuesto, días en los que el deseo le lleve a un nivel elevado de excitación y a un orgasmo "de diez". Ten en cuenta que sólo disfrutarás habitualmente de orgasmos de "diez" si tú y tu pareja respetáis vuestros ritmos desde la regla de oro.

Lo malo es cuando en la relación de pareja se considera que cualquier acercamiento cariñoso es una invitación a mantener una relación sexual con orgasmo. Si no se desarrolla la asertividad sexual, la capacidad de comunicar al otro nuestro deseo y hacerlo respetar, se puede acabar por evitar iniciar cualquier relación.

Estaremos todos de acuerdo en afirmar que es una pena desperdiciar los mágicos momentos de intimidad por miedo a que el otro crea que buscamos algo más. Por tanto, por mucho que cueste, tenemos que hablar y ser asertivos con nuestra pareja. Al principio puede resultarnos difícil, pero si superamos el miedo a la reacción del otro sólo obtendremos ventajas.

*Recuerda: vivir un orgasmo es fantástico, pero únicamente si lo disfrutamos desde el deseo previo y no desde el deber procedente de nuestras falsas creencias.*

# 82 / 100

## ¿EXISTE VIDA SEXUAL MÁS ALLÁ DE LA MENOPAUSIA?

Etimológicamente, la palabra *menopausia* proviene del griego (*mens*, que significa 'mensualmente', y *pausi*, que significa 'cese') y hace referencia al cese definitivo de la menstruación, cuando el cuerpo de la mujer deja de ovular a causa del agotamiento de sus óvulos.

La interrupción de la actividad ovárica termina también con los picos hormonales de estradiol y progesterona que se producían durante el ciclo menstrual. Asimismo, los niveles basales de estas hormonas también tienden a disminuir, lo que provoca ciertos efectos secundarios que explicaremos más adelante. Estamos ante un fenómeno fisiológico, es decir, algo que forma parte de la naturaleza femenina. Suele aparecer progresivamente alrededor de los 50 años, a no ser que se produzca con anterioridad a consecuencia de alguna enfermedad o intervención quirúrgica que afecte a los ovarios.

La disminución hormonal que se experimenta durante la menopausia puede producir síntomas tan típicos como los sofocos, que son subidas repentinas de calor. También puede provocar el aumento de la sequedad de la piel y la reducción de su elasticidad. A nivel emocional, pueden darse ciertos altibajos, que en ocasiones se confunden con estados depresivos. Y en lo referente a la sexualidad, algunas mujeres experimentan un retardo en su respuesta sexual a nivel del clítoris, ya que la irrigación sanguínea de los labios menores disminuye. Esto conlleva una menor sensibilidad de los genitales externos y una disminución de la lubricación. La respuesta de los músculos genitales puede igualmente enlentecerse durante la menopausia. De esta manera, se reduce la intensidad de las contracciones vaginales y de la zona pélvica.

No es nuestra intención desalentar a nadie con esta lista, por eso hemos de aclarar que la menopausia no afecta a todas las mujeres por igual. Algunas de ellas experimentarán cambios más intensos que otras. Y, por suerte, a día de hoy existen muchos remedios que ayudan a reducir algunos de estos efectos secundarios. Unos de los más utilizados son los lubricantes al agua, ya que el cambio hormonal de este período tiende a provocar sequedad vaginal.

Lo que es un absoluto despropósito es pensar que a consecuencia del cese de la actividad reproductiva debe anularse también la actividad sexual. De hecho, pese a los cambios físicos y hormonales de esta fase, lo que más va a influir en la sexualidad de la mujer menopáusica será la actitud que ella tenga y que haya tenido en el pasado hacia sí misma y su sexualidad. Junto a esto, la relación de pareja y la calidad de vida jugarán también un papel determinante.

La edad nos brinda algo que la juventud no puede: la experiencia. Una pareja madura y bien acoplada afectiva y sexualmente será capaz de estimularse y satisfacerse en estos dos niveles con mucha maestría. En lo referente al sexo, la experiencia también es un grado. Nos permite conocernos mejor, conocer mejor al otro y saber actuar en consecuencia. Este período de la vida puede convertirse en una fase de mucha estabilidad emocional si se integra bien. Además, los vaivenes emocionales de la juventud provocados por los ciclos hormonales tienden a suavizarse.

Por su parte, muchas mujeres disfrutan con más calma de la sexualidad en esta fase al perder el miedo al embarazo. La menopausia permite además comprobar que la sexualidad plenamente placentera y satisfactoria no depende únicamente de la genitalidad o del coito. Así que os invitamos a buscar libros e información dedicada a mejorar la sexualidad en la madurez. No dudéis en acudir a un *sex shop* y consultar a los dependientes. En los últimos años, ellos se han convertido en eficaces colaboradores de los sexólogos al encargarse de la divulgación de la sexualidad lúdica.

*Recuerda: la menopausia, con los cambios físicos y psicológicos que conlleva, implica una nueva etapa en la sexualidad de la pareja. Teniendo en cuenta que a cada mujer le afecta de una manera particular, tendremos que adaptar la práctica sexual a la nueva realidad, teniendo claro que menopausia no es sinónimo de fin de la vida sexual.*

## 83 / 100

# ¿TODAS LAS MUJERES VIVEN Y DISFRUTAN EL ORGASMO DE LA MISMA FORMA?

El orgasmo es un fenómeno formado por un conjunto de sensaciones subjetivas, propias de cada mujer. De hecho, para muchas de ellas resulta muy difícil de explicar qué sienten. Sería algo similar a cuando intentamos hacerle entender a nuestro médico el dolor que sentimos en una parte de nuestro cuerpo.

A día de hoy, somos capaces de monitorizar la respuesta que se produce en el organismo durante el orgasmo. Se puede hacer fácilmente en un laboratorio de investigación, constatando cómo aumentan la frecuencia cardíaca o la tensión arterial. También se pueden colocar cámaras dentro de la vagina para comprobar el nivel de lubricación, o realizarse ecografías vaginales para verificar cómo se modifican las estructuras anatómicas durante el juego sexual. Asimismo, podemos grabar la escena en vídeo y ver cómo se contorsiona cada mujer al experimentar el clímax. Como cada mujer es diferente, la vivencia orgásmica de cada mujer también será diferente.

Con objeto de dejar atrás la falsa creencia de nuestro enunciado, los sexólogos llevan muchas décadas preguntando a miles de mujeres por su vivencia personal del orgasmo. Así, gracias a las estadísticas, hemos podido confirmar la enorme variabilidad de esta experiencia sexual tan común. Entonces, ¿cómo describen su orgasmo las mujeres?

Para contestar a esta pregunta vamos a referirnos a uno de los estudios más completos sobre la sexualidad femenina que se han realizado hasta ahora. En 1976, la sexóloga americana Shere Hite publicó el Informe Hite, donde describía, entre otras cosas, la vivencia sexual del orgasmo gracias a los testimonios de más de 3.000 mujeres.

Algunas de estas mujeres describían su experiencia con estas palabras:

– "Mi clítoris vibra a una velocidad increíble, y los músculos de mi vagina, así como la parte posterior, se contraen fuertemente. Siento como si la cabeza se me descargara, los dedos de mis pies se doblan, mi abdomen se hace fuerte... Todo mi cuerpo late al tiempo que el clítoris y la vagina".

– "Siento, poco antes, un tremendo incremento de la tensión, una deliciosa sensación que no sé describir. Luego, el orgasmo es como la excitación y la estimulación que he estado sintiendo antes aumentadas cien veces durante un instante".

– "Empieza como algo profundo, en alguna parte de las entrañas y se hace más grande, más fuerte, mejor y más bello".

– "Noto en mi vagina un placer casi frenético, mezcla de comezón y dolor, y también en la zona clitorídea, que parece insaciable, y es también extremadamente cálido, y pierdo el control de todo. Luego se produce una explosión de increíble calor y alivio de la comezón y el picor precedentes".

– "Comienza con una palpitación increíble en mi clítoris, que luego progresa en sentido ascendente, afectando a mi vagina, a mi vientre y, finalmente, a la cabeza".

– "Me pongo rígida con un largo y fuerte rechinar de dientes que parece vencer mi orgasmo, extrayendo de él toda clase de maravillosas sensaciones".

– "Me muevo algo, especialmente las caderas, pero no me retuerzo ni me contorsiono, pienso que mi cara debe quedar bastante inexpresiva, lo que me sucede tiene lugar esencialmente dentro de mí. Me han dicho que doy pocas indicaciones de lo que está ocurriendo".

– "Muchos de mis compañeros piensan que soy extraña porque estoy muy quieta y conservo la cabeza cuando experimento un orgasmo. Se figuran que no lo siento porque no jadeo, ni grito, ni les araño".

– "Desearía poder mostrarle algo más, pero estoy tan fuera de mí durante el orgasmo que no hablo, y casi no me muevo".

– "No me muevo convulsivamente como hacen las mujeres de los libros".

*Recuerda: hay tantos tipos de orgasmos como mujeres sobre la faz de la Tierra.*

# 84 / 100

## ¿ES CIERTO QUE UNA MUJER "DECENTE" NO SE EXCITA CON ARTÍCULOS ERÓTICOS?

Este mito asocia nada más y nada menos que el nivel de decencia personal al uso de artículos eróticos. Según él, si una mujer los utiliza es indecente. Estamos ante una afirmación retrógrada, producto de los siglos de represión e ignorancia sexual que hemos padecido y de la infravaloración de la mujer con respecto al hombre. Durante muchas generaciones, la relación sexual tenía únicamente una función para las mujeres: la reproducción. Tras conseguir procrear y procurar descendencia, el cometido femenino se ampliaba añadiendo la labor de madre, ama de casa y esposa sumisa.

Siendo éste el destino de millones de mujeres durante siglos, el hecho de que alguna de ellas utilizase juguetes sexuales para darse placer o, simplemente, fantasease con experimentar gozo y disfrute sexual se consideraba algo moralmente indecente.

Ante este tabú, el hombre tampoco podía conocer el verdadero potencial sexual de la mujer y, por tanto, difícilmente era capaz de estimularla como ella necesitaba. Así que pensemos por un momento en la cantidad de generaciones de mujeres que han vivido frustradas sexualmente.

A día de hoy, dejando atrás esta época oscura para la sexualidad, hombres y mujeres siguen intentando acoplarse como parejas afectivosexuales, aprendiendo poco a poco a manejarse juntos, sincronizando sus diferentes respuestas sexuales. No obstante, pese a ser modernos e igualitarios, el mito sigue afectando a algunas personas en cierta medida. En este sentido, determinados hombres todavía pueden extrañarse si ven a su chica estimulándose con juguetes.

Poco a poco conseguiremos quitarnos el polvo de estos mitos arcaicos y alcanzar por fin el último escalón de la igualdad sexual entre hombres y mujeres. Disfrutaremos todos mucho más. Es deseable que cualquier mujer se sienta libre para permitir que su cuerpo responda ante juguetes eróticos si así lo desea. Películas, relatos, revistas o juguetes individuales o de uso compartido son los nuevos complementos de la sexualidad femenina.

La razón fundamental es que, si todo esto está socialmente permitido a los hombres, no hay duda de que también debe estarlo para las mujeres.

Uno de los obstáculos que encontramos actualmente para superar este mito es el hecho de que ciertos hombres temen por su autoestima sexual si su pareja alcanza el éxtasis con los juguetes sexuales. Es como si ellos dejasen de ser necesarios para el placer femenino. En este caso es cuando la autoestima sexual de algunos varones puede verse afectada. Por tanto, aclaremos que el uso de juguetes sexuales constituye un complemento a la sexualidad de pareja, los verdaderos protagonistas son ellos dos. Los juguetes sexuales jamás deben convertirse en un sustituto permanente de las relaciones cuerpo a cuerpo. En ningún caso deben acaparar el 100% de las relaciones, ya que hemos de ser capaces de encontrar un equilibrio que nos permita disfrutar con y sin ellos.

Depender del juguete puede bloquear el disfrute por otras vías y eso puede convertirse en un problema sexual y de pareja. Si logramos un uso equilibrado, nuestra vida sexual se desarrollará en lugar de limitarse.

Ésa es la clave, juguetes sexuales que enriquezcan y den chispa a nuestra vida sexual. En este sentido, cada día existen más locales donde encontrarlos. También gozan de gran aceptación las reuniones femeninas conocidas como *tupper sex*, donde grupos de amigas se reúnen con una experta comercial que les ayuda a encontrar artículos que pueden complementar y mejorar su vida sexual.

*Recuerda: como mujer es absolutamente legítimo que uses y te excites con libertad y desinhibición con artículos eróticos a solas y en pareja.*

## 85 / 100

# ¿SI A UNA MUJER NO LE GUSTAN LAS FORMAS MÁS EXÓTICAS O ATREVIDAS DEL SEXO PUEDE SER CONSIDERADA UNA MOJIGATA?

Este mito constituye un ejemplo más de cómo el ser humano tiende a pasar de un extremo al otro. En el capítulo anterior analizamos el viejo pensamiento de que una mujer decente no debía excitarse con artículos eróticos. A día de hoy, los últimos coletazos de ese mito conviven con uno de características radicalmente diferentes. Muchas personas menores de 45 años son ahora víctimas inconscientes de una nueva moda por la que parece que hemos de apuntarnos, sin dudarlo un instante, a cualquiera de las formas más atrevidas y atléticas del sexo. Estamos todos de acuerdo en el hecho de no aceptar ni una cosa ni la otra.

Da la sensación de que ya no basta con tener relaciones pausadas y cómodas. Eso queda como sexo de segunda. Lo que ahora "toca" es superar y edulcorar la experiencia en cada encuentro.

Actualmente disponemos a nuestro alrededor de miles de fuentes de información sexual que nos proponen infinidad de prácticas, posturas y escenarios sexuales. Una de estas fuentes, el *Kama Sutra*, nos brinda decenas de posturas distintas, muchas de ellas dignas de contorsionistas. Pero no olvidemos que, pese a la oferta ilimitada, debes ser tú quien decida qué hacer. Si por muy moderna que sea la práctica a ti no te resulta excitante o apetecible, no pasa nada, rechazar una práctica sexual no dice nada sobre tu forma de ser.

Otra fuente de inspiración sexual, más habitual de lo deseable, es el porno que ven muchos hombres. En ocasiones, esto puede llevar a engaño en la vida sexual de pareja, como, por ejemplo, al creer que a todas las chicas les gusta en el fondo que les eyaculen en la cara o en la boca. Ante esto, simplemente hace falta que la mujer sea víctima del mito que estamos analizando en estas líneas para que pueda sentirse presionada a realizar ciertas conductas sexuales que en el fondo no van con ella. Todo por evitar sentirse una mojigata.

Asimismo, el sexo anal, tragar el semen, la lluvia dorada o el intercambio de parejas, por citar algunas de las prácticas sexuales más singulares, deben ser únicamente practicadas desde la regla de oro, nunca desde el compromiso, la obligación o el "qué dirán".

Hemos de tener en cuenta que las cosas que nos apetezca hacer en el sexo van a depender mucho de la pareja con la que estemos. Esto se debe a la sincronía particular que se establece en cada vínculo, tanto a nivel relacional como a nivel bioquímico. En este sentido, las mujeres tienden a ser más plásticas y adaptables que los hombres. Gracias a esta variabilidad, algunas mujeres se sorprenden a sí mismas excitándose enormemente al hacer el amor en lugares donde nunca antes lo hubiesen hecho. La clave es que lo que hagas en la cama sea fruto de tu deseo y de la química espontánea que se establece en la pareja, no de falsas creencias o mitos limitadores que a la larga siempre repercuten negativamente en la relación.

Por tanto, la libertad sexual lograda en los últimos años es un éxito social del que debemos sentirnos orgullosos. Pero de ahí a que tengamos que probarlo todo o hacer de todo existe un límite. Recuerda que, pese a la libertad y al "todo vale" actual, seguimos siendo seres individuales con gustos particulares y potestad para elegir qué, cómo y cuándo. Nuestra parte adulta interior debe ser nuestro guía también en la cama.

*Recuerda: liberarse no significa pasarse al otro extremo. Tú tienes la última palabra en todo aquello que haces con tu deseo. Al actuar así, desde el respeto a uno mismo, tu vida sexual podrá desarrollarse y enriquecerse.*

# 86 / 100

## ¿ES CIERTO QUE SI UNA MUJER NO LLEGA AL ORGASMO CON LA MISMA FACILIDAD QUE EL HOMBRE ES QUE ALGO NO FUNCIONA?

No, es completamente falso. Por anteriores capítulos, ya somos conscientes de que existen múltiples diferencias en la respuesta sexual de hombres y mujeres. Salvo excepciones, la mujer tiende a excitarse más lentamente que el hombre. Nos parezca mejor o peor, se trata de una realidad puramente fisiológica a la que debemos adaptarnos. De manera mayoritaria, la mujer necesitará más intimidad, complicidad, confianza y comunicación para crear la situación idónea que permita iniciar el encuentro sexual y, posteriormente, gracias a las caricias, los besos y la estimulación de sus órganos genitales podrá llegar al orgasmo.

El hecho de pensar que existe algún problema cuando la mujer no sigue el mismo patrón de respuesta orgásmica que el hombre se deriva de épocas en las que los estudios sexuales empleaban como referencia universal el hombre. Pese a que seamos semejantes, tomar como patrón general el comportamiento masculino hace que pasemos por alto muchos detalles diferenciales propios de las mujeres. Ahí es cuando aparecen los mitos y las falsas creencias que se instauran en nuestros códigos sexuales.

Incluso dentro de la respuesta sexual femenina, también encontramos mucha variabilidad. Hay mujeres que alcanzan el orgasmo en escasos minutos y otras que requieren más de treinta para ello. El tiempo necesario depende de muchas cosas: las características personales de la mujer, el tipo de estimulación sexual recibida, la "química" que exista con la pareja y, por supuesto, la pericia sexual alcanzada. Recuerda que el apogeo sexual femenino, el momento en el que la experiencia práctica y la sensibilización genital son máximos, se produce entre los 35 y los 40 años. Es por tanto mucho más sencillo para estas mujeres experimentadas alcanzar cierto dominio de su respuesta sexual.

Lo que sí está claro y se observa en consulta con mucha frecuencia es la constatación de que tomarse en serio el mito provoca el efecto conocido como *rol de espectador*, por el cual desplazamos la atención a pensamientos del tipo: "Parece que ya noto algo, ¿llegaré esta vez al orgasmo?" o "¿Seré una mujer normal?", etc. Al prestar atención a los pensamientos que surgen, estamos desconectando de la estimulación sexual que experimentamos y eso conlleva una menor percepción de la estimulación recibida, como si desconectásemos momentáneamente del escenario sexual, retrasando con ello e incluso bloqueando la respuesta natural. Muchas de estas mujeres se sorprenden al alcanzar el orgasmo el mismo día en el que se olvidan de él y dejan de perseguirlo.

En otros casos, hay mujeres que se sorprenden al alcanzar el orgasmo rápidamente en encuentros sexuales fortuitos y muy excitantes con hombres a los que apenas conocen. La chispa, la química sexual, el morbo o como queramos llamarlo se unen para acelerar la respuesta y provocar un rápido estallido del orgasmo. Por el contrario, otras sienten que la monotonía y el hábito de los años en pareja hacen que su orgasmo se retrase. A ellas les recomendamos sin ninguna duda abordar el tema de pareja a solas o con ayuda de un profesional. No conviene dejar que la vida sexual se mustie. Algunas mujeres manifiestan que únicamente son capaces de disfrutar del clímax con rapidez si emplean la estimulación constante de los vibradores o del chorro de la ducha. Competir con una máquina no es fácil para ningún hombre, de modo que habrá que compaginar la estimulación manual con la mecánica para no hacernos dependientes de los juguetes.

*Recuerda: la respuesta de orgasmo en hombre y mujer es diferente. No podemos pretender que ambas se rijan por los mismos parámetros ni que respondan de la misma manera, ya que esto sería negar la realidad.*

# 87 / 100

## ¿ES CIERTO QUE LAS MUJERES "DECENTES" NO TOMAN LA INICIATIVA NI PIERDEN EL CONTROL DURANTE LA RELACIÓN SEXUAL?

Afortunadamente, quedan muy pocas personas que aún comulguen con este mito. Esta creencia procede, como gran parte de los mitos tratados hasta ahora, del concepto machista imperante hasta hace pocas décadas por el que se concebía a la mujer como juguete sexual al servicio del hombre. Visto desde esta óptica, la mujer como objeto sexual no tiene derecho a vida sexual propia, únicamente a la que pueda recibir mientras el hombre disfruta con ella.

A día de hoy la situación ha cambiado y son precisamente los hombres quienes en su mayoría han aplaudido la liberación femenina en este sentido. No en vano, un gran número de chicos afirman en consulta que están encantados con la idea de no tener que ser siempre ellos quienes inicien las relaciones y demuestren el deseo sexual. Sentir que su pareja está excitada ejerce un efecto potenciador para el disfrute de ambos.

Bien es cierto que existe todavía cierto porcentaje de hombres que prefieren llevar la batuta sexual en todas las ocasiones, pero eso suele responder más bien a una forma de autoafirmación como "machos", o incluso a ciertas actitudes machistas o dominadoras.

La recomendación de compartir la iniciativa y la desinhibición en la pareja obedece a la pura lógica y al sentido común. Si siempre es la misma persona quien inicia las relaciones, al final se aburre de hacerlo. Tengamos en cuenta que la monotonía y la rutina son los mayores enemigos de la química sexual. No cabe duda de que la variación sexual es buena por naturaleza para cualquier vínculo afectivo.

Gran parte del poder que todavía ejerce este mito se debe a que muchas mujeres temen perder el control y desinhibirse durante las relaciones sexuales. Se frenan y retienen la expresión de su placer por miedo a parecer soeces, a que su expresión facial se afee o a parecer ridículas con sus gritos. Algunas se avergüenzan y se sienten incómodas ante las reacciones de su cuerpo. Aquéllas que hayan comentado esto con sus parejas sabrán que precisamente a ellos les encanta que sus chicas sean expresivas, ya que la expresividad sexual alimenta el ego masculino. El hombre se excita viendo a su pareja disfrutar, porque eso alimenta su respuesta sexual, y siente además que el disfrute de ella depende de sus habilidades como amante.

Los bloqueos femeninos a la desinhibición podrían también estar relacionados con ciertas inseguridades personales, como los complejos físicos y los problemas de autoestima. No es infrecuente que durante los períodos de adolescencia y primera juventud las experiencias afectivosexuales tempranas, unidas a la inexperiencia y la inseguridad, puedan contribuir al desarrollo de ciertos bloqueos que impidan la desinhibición. La clave en todo este asunto consistirá en poder ir superando estos impedimentos durante la fase adulta.

Ciertas variables psicológicas, como por ejemplo el nivel de ansiedad y la necesidad de control, también pueden bloquear la iniciativa y la desinhibición. La necesidad de control provoca la incapacidad de desconectar el pensamiento no sólo durante el sexo, sino también en otros aspectos de su vida cotidiana. Querer tenerlo todo bajo control está en el extremo opuesto al abandono mental necesario para el disfrute sexual. Recuerda que para una sexualidad placentera la parte cerebral instintiva encargada del placer es la que debe dominar durante el acto sexual. Como mucho, nuestra mente racional debe estar al servicio del disfrute instintivo ayudándonos a experimentar el placer desde la regla de oro.

En este sentido, el secreto de un buen cóctel amatorio será la unión de un hombre habilidoso y una mujer desinhibida.

*Recuerda: no tengas miedo a comportarte tal y como eres, deja que tu cuerpo y tu instinto se expresen libremente.*

# 88 / 100

## SI UNA MUJER NO TIENE FANTASÍAS ERÓTICAS, ¿ES FRÍGIDA? Y SI LAS TIENE, ¿ES LASCIVA?

El cerebro es el órgano sexual por excelencia encargado de la activación y el desarrollo de la respuesta sexual. Y las fantasías son construcciones mentales eróticas, más o menos explícitas, que tienen la capacidad de producir sensaciones físicas y psicológicas que resultan placenteras.

Tener fantasías es algo útil por varios motivos:

– Favorecen la diversión individual o en pareja, imaginando situaciones irreales sin ningún tipo de restricción.

– Ayudan a planificar y diseñar mentalmente fantasías que quizás sí puedan ser realizadas en el futuro.

– Permiten el disfrute de las sensaciones físicas que se despiertan en el cuerpo al imaginarlas. Recuerda que eres libre para imaginar todo lo que quieras sin tener que dar explicaciones a nadie.

– Mantienen la respuesta sexual activa y ayudan a "calentar los motores sexuales". Muchas mujeres desean sexo con sus parejas al llegar a casa si durante el día se han permitido fantasear.

– Contribuyen a acelerar la excitación e incluso pueden convertirse en el disparador orgásmico en encuentros a solas o en pareja. De hecho, la práctica de la fantasía posibilita que una simple imagen pueda conducir rápidamente a sentir el clímax cuando se está cerca de él.

– Enriquecen la vida sexual humana al imaginar nuevas escenas, lo cual contribuye a evitar la monotonía. En ocasiones podrá ser interesante compartirlas con la pareja, y en otras quizá será mejor que queden en la intimidad de uno mismo.

– Permiten desconectar de los quehaceres cotidianos, evadirse y descargar de los momentos de estrés.

En la mayoría de las ocasiones lo mejor será que las fantasías permanezcan como tales, sin convertirse en realidad. Esto se debe a que puede haber situaciones imaginarias que en nuestra mente resulten muy excitantes pero que por nada del mundo querríamos llevar a la práctica. Nos referimos a fantasías sadomasoquistas, de sexo con varias personas a la vez, o en las que se fuerza a la pareja, etc. No hay que sentirse mal por tener ese tipo de fantasías, la mayoría de hombres y mujeres las tienen, pero son cosas que no se dicen, ya que moralmente no está bien visto e incluso pueden ser malinterpretadas por la pareja. Así que, salvo excepciones bien analizadas, comparte las fantasías sólo contigo.

Volviendo al mito, la respuesta a las preguntas será: si los hombres tienen el derecho y la capacidad de fantasear sin miedo, las mujeres también. Y entre ellas también las habrá más y menos fantasiosas. El nivel de fantasía sexual dependerá del deseo basal, es decir, de la activación sexual habitual que tenga cada mujer. Como sabemos, el deseo basal dependerá de varios factores, entre ellos la fisiología, la educación recibida, la fase vital en que se encuentre, la madurez sexual, la personalidad y el estilo de vida. Si el deseo basal es bajo, la mujer tenderá a tener pocas fantasías.

Como la fantasía sexual es la capacidad de unir la imaginación con la activación sexual genital, su práctica permitirá progresivamente la activación de la sexualidad con más celeridad: "el sexo llama al sexo".

Sin embargo, si eres de las que no necesitan fantasías porque sientes que tu sexualidad es rica y plena tal y como está, no lo conviertas tampoco en un problema. Los seres humanos tenemos la tendencia a utilizar lo que los demás dicen que hacen como medida de normalidad. Y esto nos lleva muchas veces a preocuparnos de forma gratuita. Haz lo que te guste y lo que te pida el cuerpo, en definitiva, aquello que te haga sentir cómoda.

*Recuerda: la fantasía es una herramienta a tu disposición para activar la sexualidad genital desde la imaginación. Empléala libremente cuando desees y apartemos definitivamente los adjetivos frígida o lasciva de la sexualidad femenina.*

# 89 / 100

## SI UNA MUJER TIENE MÁS DESEO QUE SU PAREJA, ¿ES NINFÓMANA?

Por simple desconocimiento, las personas tendemos a utilizar alegremente ciertos conceptos teniendo en cuenta únicamente una parte de su significado, empleándolos como etiquetas peyorativas en contextos inadecuados. Esto es lo que ocurre exactamente con el empleo del término *ninfómana*, un neologismo de origen francés que se remonta al siglo XVIII. *Ninfa* hace referencia a 'novia', 'capullo', 'vulva' o 'clítoris', mientras que *manía* se entiende por 'locura'.

Actualmente, el término *ninfomanía* se aplica a mujeres con hipersexualidad que sienten deseos compulsivos e incontrolables de mantener relaciones sexuales o de masturbarse, sin llegar nunca a sentirse del todo satisfechas. Es un término que se utiliza como sinónimo de *obsesión sexual* y *sexoadicción* femenina. Gracias a siglos de machismo, conocemos mucho mejor el término patológico que hace referencia a la hipersexualidad patológica femenina que a la masculina, que también existe. En los hombres se denomina *andromanía*. La ninfomanía y la andromanía cursan con un aumento de la libido y de la frecuencia sexual extremo, sin la consecución de la satisfacción del apetito sexual. Todo esto va acompañado de pensamientos sexuales y fantasías intrusivas y persistentes, sentimientos de malestar y de culpa, junto a problemas sociales, laborales y familiares derivados de estas conductas. Es decir, es una patología que afecta a todas las esferas del individuo. Aunque la hipersexualidad puede deberse a problemas orgánicos, psíquicos o al consumo de ciertos medicamentos (opiáceos y anfetaminas), en la mayoría de los casos la causa es desconocida.

Dejando la patología a un lado, démonos cuenta de cómo el mito ha calado en nuestra psique: un hombre con elevado deseo sexual puede ser considerado como un macho y puede incluso presumir de ello, sintiéndose orgulloso de su comportamiento frente a los demás. Por el contrario, una mujer con esas mismas características tiende rápidamente a ser tachada (por hombres y mujeres por igual) de enferma.

El hecho de que una mujer tenga un gran apetito sexual, incluso más que su pareja, o mantenga relaciones esporádicas a menudo no significa en absoluto que sea una ninfómana. Simplemente está indicando que su nivel de deseo basal, o el que se dirige hacia una pareja concreta, es elevado.

La vivencia del elevado deseo sexual femenino puede constituir un problema para ciertos hombres. Aquéllos que crean que es el hombre quien "debe" tener más deseo que la mujer pueden sentirse frustrados al mantener relaciones con mujeres que tengan más deseo que ellos. Pueden tomárselo como un ataque a su autoestima sexual y pensar que no son capaces de satisfacer a su pareja, cuando en el fondo no es eso, ella sí se satisface y por eso lo busca con más frecuencia.

Por este motivo, la variable de la frecuencia sexual es determinante en el correcto acoplamiento de cualquier pareja. Si lo que se busca es algo más que una noche de placer, habrá que tener en cuenta que no todas las personas podrán establecer una relación de pareja por culpa de esta divergencia de deseo sexual. Sea hombre o mujer quien tenga más ganas, si se quiere ir más allá en una relación afectivosexual, se deberá alcanzar un equilibrio sexual mínimo para no forzar ni frustrar a quien tiene menos deseo. Este acoplamiento puede obstaculizarse cuando es la mujer la que tiene más deseo por culpa de creencias y mitos machistas, ya que éstos pueden incluso bloquear la respuesta sexual masculina.

*Recuerda: el deseo sexual oscila a lo largo de la vida de las personas. Que una mujer tenga más deseo que su pareja no implica ningún problema, de la misma manera que no lo hay si un hombre tiene más deseo que su pareja.*

# CAPÍTULO 10. ¿CÓMO ABORDAR LA EDUCACIÓN SEXUAL DE LOS HIJOS?

## 90 / 100

## ¿CUÁLES SON LOS PRINCIPALES MITOS SEXUALES DE LOS ADOLESCENTES?

Entre los chicos y chicas de entre 15 y 18 años, es decir, aquéllos que se encuentran en el rango de edades mayoritario en el que tienen lugar las primeras experiencias coitales, existen ciertos mitos sexuales todavía muy extendidos. Éstos son algunos de ellos:

1. *La mujer no puede quedarse embarazada durante la primera relación sexual.* Pese a ser la primera, si durante una relación sexual la mujer es fértil, es decir, ha tenido alguna regla, puede producirse el embarazo. Incluso en ciertas ocasiones puede quedarse embarazada aunque no haya tenido el primer período, pues las primeras ovulaciones no tienen por qué ir seguidas de menstruación.

2. *Tener relaciones sexuales de pie impide el embarazo.* La posición que se adopte durante la relación sexual no influye en absoluto en las posibilidades de quedarse embarazada. Así como tampoco se evita el embarazo si la chica se levanta inmediatamente después de la eyaculación para que salga el semen o si intenta orinar.

3. *El lavado vaginal tras la relación sexual evita el embarazo.* Tras la eyaculación intravaginal, los espermatozoides llegan enseguida al cuello del útero, lo cual hace que lavarse la zona genital sea completamente inútil.

4. *Quedarse embarazada sirve para mejorar la relación de pareja.* Ciertas adolescentes pueden pensar que el embarazo es una manera de retener a su pareja, o de conseguir que sea más cariñosa y atenta con ellas. Lejos de unir a la pareja, puede convertirse en una situación de distanciamiento y conflicto que provoque justamente el efecto contrario al que se pretende. Por no hablar del perjuicio que supone para la vida de un adolescente y su familia el hecho de ser padres de forma prematura.

5. *La falta de himen en la mujer prueba que ella ya no es virgen.* El himen es una membrana muy delgada y frágil que se encuentra en la entrada de la

vagina de la mujer. El hecho de que una chica no lo tenga o se le haya perforado no es siempre una señal inequívoca de haber mantenido relaciones sexuales. En ocasiones, ciertos movimientos bruscos pueden hacer que éste se rompa. Incluso la simple introducción de tampones puede ir abriendo su entrada. Asimismo, existen mujeres que tienen el himen perforado desde su nacimiento.

6. *Si la mujer no sangra ni siente dolor a lo largo de la primera relación sexual implica que no es virgen.* El sangrado o el dolor durante el primer coito tampoco son signos de virginidad. Si se produce una buena estimulación en un clima afectivosexual propicio, favoreciendo la distensión y la lubricación vaginal previa a la penetración, y ésta se realiza de forma suave y progresiva, no tendría por qué producirse ni sangrado ni dolor de ningún tipo. También dependerá de las características del himen, si éste es más rígido podría molestar más.

7. *Es perjudicial mantener relaciones sexuales durante la fase menstrual.* Por lo que respecta al riesgo de embarazo, es casi nulo. Tener o no tener relaciones sexuales durante la regla dependerá de las manías de cada uno y de lo que la posible presencia de sangre pueda incomodar a cada pareja. Eso sí, debido al contacto con la sangre, el riesgo de contraer enfermedades de transmisión sexual es más alto para él.

8. *El preservativo quita sensibilidad. Por otro lado, hacerlo sin condón es un signo de confianza en el otro.* Algunas sensaciones sí pueden atenuarse por el hecho de utilizar el preservativo, pero esto no impide en absoluto disfrutar de las relaciones sexuales. Además, ninguna mujer tiene que permitir que su pareja no lo use bajo este pretexto: confiar en el otro es un asunto independiente de la protección durante las relaciones.

9. *Cuando una pareja se gusta todo tiene que funcionar bien en la cama, si no es así es que no son el uno para el otro.* Que dos personas se amen no implica que esa unión desemboque en relaciones sexuales perfectas como las que aparecen en las películas desde el primer momento. Muy al contrario, pese a la unión afectiva, ambos deberán aprender a disfrutar de su sexualidad a través de la práctica y el respeto mutuo de la regla de oro de la sexualidad.

*Recuerda: para hacer frente a los mitos simplemente necesitamos una buena educación sexual.*

## 91 / 100

# ¿ES IMPORTANTE LA EDUCACIÓN SEXUAL DURANTE LA ADOLESCENCIA?

Si a la educación sexual se le diese la importancia que le corresponde en nuestra sociedad, los capítulos dedicados a desmentir mitos sexuales no habrían sido necesarios. La "función" de los mitos es la de transmitir aquellas creencias populares que pretenden explicar la realidad cuando faltan los datos objetivos. En este sentido, cuantos más mitos existen para un asunto en concreto, mayor tiende a ser el nivel de ignorancia en esa materia. A medida que la humanidad ha ido acumulando conocimientos y desarrollo, ha ido dejando atrás un gran número de mitos y creencias erróneas, como cuando se concluyó finalmente que la Tierra era redonda en lugar de plana y los monstruos y los abismos que se creía que amenazaban en los confines del mar dejaron de atemorizar a los marineros. Cuando contamos con la formación adecuada en cualquier disciplina, dejamos atrás los mitos y nos las arreglamos mejor.

La educación sexual en la adolescencia no sólo es necesaria, sino que es absolutamente fundamental dentro de la formación del individuo. La razón que hay detrás de esta afirmación es que precisamente durante esta fase evolutiva es cuando los chicos y las chicas se encuentran en el período de cambios físicos, psicológicos y afectivos más importante de toda su vida. Durante la adolescencia brotan en su interior pulsiones y emociones hasta entonces desconocidas. A través del impulso hormonal, cambia su cuerpo y se desarrolla con toda su fuerza el ímpetu afectivosexual. Por tanto, ¿cuándo si no va a ser más importante facilitarles los datos que les permitan integrar todo lo que están viviendo y sintiendo? ¿Qué momento de su desarrollo puede ser más indicado que éste para facilitarles información útil que les evite caer en los mitos y las falsas creencias?

Al hablar de educación sexual, no nos referimos únicamente a la prevención de las enfermedades de transmisión sexual y de los embarazos no deseados. Esto constituye sólo una pequeña parte. La educación sexual ha de ser una educación afectiva y sexual. Ha de tenerse en cuenta que, además de lo físico, se produce el despertar de la vivencia emocional. No sólo somos hormonas, somos seres afectivos y emocionales. Por tanto, además de contribuir a evitar riesgos y sufrimientos innecesarios, una buena educación sexual debe proporcionar herramientas que permitan al adolescente una vivencia natural e integrada de esta parte de su ser.

El hecho de que todavía gran parte del trabajo clínico de los sexólogos consista en proporcionar educación sexual básica a los pacientes indica el gran déficit en este asunto. Muchas de las disfunciones y los problemas afectivosexuales con los que los profesionales nos encontramos están causados, o al menos potenciados, por la falta de formación correcta. Como cuando David acudió a la consulta preocupado, pensando que tenía un problema de deseo sexual porque a veces no le apetecía mantener relaciones sexuales con su mujer, pese a que ésta se le insinuase. David era víctima del mito sexual según el cual un hombre siempre ha de tener ganas de sexo y ha de ser capaz de satisfacer a la mujer en todo momento.

Como veremos a lo largo de los próximos capítulos, la educación afectivosexual no debe ser patrimonio exclusivo de los sexólogos. Padres, familiares de confianza, profesores y profesionales de la sexología comparten la misión de formar e informar a los adolescentes en este aspecto tan importante de su desarrollo.

*Recuerda: dentro de la formación global de la persona, entender lo que ocurre y aprender a manejarse en el terreno afectivo y sexual es un aspecto muy importante para el desarrollo.*

# 92 / 100

## ¿LOS ADOLESCENTES SABEN TANTO SOBRE SEXO COMO APARENTAN?

Cualquier persona que frecuente grupos de adolescentes se habrá dado cuenta de que la sexualidad está muy presente en sus vidas. Sus relaciones sociales, dentro y fuera de clase, giran en torno a si fulanito y menganita se gustan, si éste la tiene muy grande y ya se ha "estrenado", si aquélla ya tiene el pecho desarrollado, etc. La separación que se establece entre chicos y chicas en la etapa adolescente tiene un gran componente sexual. De hecho, se unen en grupos separados de chicos y chicas, y dentro de cada grupo la sexualidad planea en sus conversaciones de forma diferente. Los chicos utilizan una terminología sexual más explícita, nombrando y repitiendo, para divertimento del grupo, todas las palabras referidas al sexo que conocen. Las chicas, normalmente algo más comedidas, tienden a ir más al detalle entre ellas en todos los terrenos sexuales, relatando desde los amoríos y los romances hasta la sexualidad más explícita.

"Yo creo que saben más de sexo que yo", comentaba una profesora de secundaria de un colegio. De hecho, se sentía un poco abrumada y creía que detrás de tantas conversaciones y tanta diversión con el tema sexual había un conocimiento importante del asunto. Nada más lejos de la realidad. Los adolescentes actuales que carecen de educación afectivosexual (la inmensa mayoría) se comportan en este terreno de la misma forma que lo haría un loro, repitiendo sin comprender todo aquello que han oído. Esto se debe a varias causas:

*1. Bombardeo constante de información sexual.* En ausencia de educación afectivosexual formal, la televisión y el resto de medios de difusión constituyen la fuente principal de terminología sexual para los adolescentes. En las series, las películas y los anuncios podemos encontrar una enorme cantidad de información sexual servida a diario a millones de adolescentes. Sin embargo, las historias contadas a través de estos medios suelen ser transmisoras de mitos, falsas creencias y desinformación sexual. No olvidemos que el sexo es un reclamo para los espectadores, en especial para los adolescentes, y los creadores de ficción lo saben y lo explotan. ¿Qué hacen los adolescentes con toda esta información? La integran como pueden y se dedican a repetir verbalmente los patrones que escuchan en la caja tonta, dando por sentado que ésa es la realidad.

2. *Despertar afectivosexual.* Ese elevado interés por la sexualidad nos está informando de que los adolescentes están en pleno proceso de cambio y activación sexual. El sexo y los afectos les interesan mucho, se encuentran en la época en la que más necesitan saber sobre estos temas. Recuerda que su cuerpo y su mente están volcados en ello como parte del desarrollo hacia la edad adulta, y su actitud grupal pide a gritos datos útiles sobre estos temas, ya que, si no, será la televisión o Internet quien les informe.

3. *Falta de límites.* Además de lo que hemos visto hasta ahora, la falta de límites que existe en nuestra sociedad hace que los adolescentes tiendan a creerse con el derecho a decir todo aquello que les viene en gana. Esto, a su vez, desborda la capacidad de los profesores. Lo cierto es que los chicos y las chicas que se encuentran en plena "edad del pavo" tienen siempre algo que comentar. Y la falta de límites actúa como un acelerador de este comportamiento tan molesto. Como explicaba esta misma profesora: "Siempre tienen la bromita sexual preparada para hacer reír al resto de la clase y fastidiar al profesor".

Por tanto, es un hecho que los adolescentes tienen mucha necesidad de información y de formación afectivosexual en este período de su desarrollo. Pero al privarles de lo segundo se quedan únicamente con la (des)información que les llega a través de los medios. Una vez empapados de estos datos, se dedican a transmitirlos sin orden y sin saber muy bien lo que están diciendo, como cuando Álvaro, estudiante de 4º de ESO, le preguntó a su amigo Dani: "¿Alguna vez te han hecho un cunnilingus?".

*Recuerda: los adolescentes tienen mucha información, pero poca formación afectivosexual. Es un error dar por hecho que ya saben.*

# 93 / 100

## ¿ES CADA VEZ MÁS PRECOZ LA INICIACIÓN SEXUAL ADOLESCENTE?

La gran variabilidad presente en el ser humano hace que en todos los ámbitos existan algunos individuos más adelantados que otros. Tanto la adquisición de destrezas como el habla como el desarrollo físico adolescente siguen los diferentes ritmos individuales que marcan el ambiente y el código genético de cada persona.

La vivencia de la sexualidad de forma precoz hace referencia a aquellos adolescentes que se inician antes que la mayoría de sus iguales en este ámbito. La media de edad a la que los adolescentes españoles suelen tener el primer coito se sitúa entre los 16 y los 17 años.

Sin embargo, la interacción sexual no coital adolescente puede tener lugar mucho antes, en muchos casos a partir de los 12 o los 13 años, y esto se debe a varias causas:

### 1. Sexo sin tabúes

Tal y como veíamos en los dos capítulos anteriores, nos encontramos en una sociedad que no educa a los adolescentes en el aspecto afectivo y sexual. Por tanto, a éstos no les queda otro remedio que imitar los patrones de comportamiento observados en los medios de difusión. Desde hace años, los medios ejercen su influencia en este aspecto casi sin límites, ya que, en un intento por captar la atención de los jóvenes, tratan de ser lo más transgresores posible. En este sentido, los protagonistas de las series y las películas suelen ser chicos y chicas atractivos que además viven la tensión sexual entre ellos. De hecho, siempre se les suponen dos características positivas: la primera es precisamente el hecho de ser protagonistas y, por tanto, modelos de comportamiento clave en la trama, y la otra, mantener una química sexual elevada entre ellos.

Afortunadamente, el sexo ha dejado de ser un tabú apartado necesariamente de la vida social. Poco a poco se ha ido convirtiendo en algo mucho más accesible, pero al mismo tiempo se ha ido banalizando hasta transformarlo, en muchas ocasiones, en un producto de saldo.

### 2. Presión social

Todo adolescente busca pertenecer a un grupo afín. Esto les permite dejar atrás la etapa infantil y la fusión con los padres para poder así afirmarse como individuos independientes. La adolescencia es, por tanto, un tránsito entre la infancia y la adultez en el que el grupo de amigos juega un papel de acompañamiento clave. Así, el interés por pertenecer al grupo suele hacer que los adolescentes tiendan a fusionarse en grupos donde se imitarán en la forma de vestir, las expresiones verbales y también en la forma de ver la sexualidad. Por todo esto, intentarán parecerse a aquél que sea considerado el líder del grupo.

Cuando el hecho de haber mantenido experiencias sexuales se considere algo importante para sentirse incluido en un grupo, la presión social puede convertirse en un elemento que potencie la precocidad. Y como los adolescentes todavía no son adultos, pueden dejarse arrastrar por esta presión.

Es muy probable que los adolescentes actuales puedan permitirse ser más precoces en la vivencia de la sexualidad que hace unas cuantas generaciones. No en vano, cuentan con más ocasiones para ello y el hecho de presumir de experiencia sexual puede colocar al adolescente en una posición envidiable con respecto al resto de sus iguales. Sin embargo, esta precocidad tiende a manifestarse en conductas no coitales, es decir, en aquéllas que limitan la sexualidad a comportamientos de iniciación que no implican penetración.

*Recuerda: la iniciación sexual no coital sí puede ser más precoz en los adolescentes actuales debido a la libertad sexual y a la propia presión grupal. Todo ello favorecido por los modelos de comportamiento presentados por los medios de comunicación.*

# 94 / 100

## ¿CÓMO PODEMOS AYUDARLES?

Ésta es una de las cuestiones que más interesan a los padres en lo que respecta a la sexualidad de sus hijos adolescentes. Cómo ayudar y qué actitud tomar frente a su desarrollo sexual es un asunto tan importante que si los padres le prestan la atención que merece, pueden convertirse en compañeros de viaje fundamentales durante el desarrollo sexual de sus hijos. Y en éste, como en cualquier otro asunto educativo que ataña a sus hijos, los padres deben constituir la punta de lanza.

Lo primero que hemos de tener muy claro es que tanto los padres que hablan de sexo con sus hijos como aquéllos que lo evitan están proporcionando educación sexual. Los primeros dan ejemplo de normalidad y naturalidad y, por tanto, ésa será la actitud con la que sus hijos vivirán el desarrollo de su propia sexualidad. Los segundos, a causa del silencio y la evitación, están consiguiendo, sin saberlo, que sus hijos aprendan que el sexo tiene algo de misterioso y oscuro que merece la pena ocultar. Esto los hace más vulnerables al convertirlos en adolescentes menos formados en este asunto y, por tanto, en fáciles víctimas de los complejos y los mitos sexuales. Tengamos en cuenta que, pese a la ansiada independencia adolescente, durante este período siguen siendo como esponjas, absorbiendo todo aquello que viven en sus casas, ya sea verbal o actitudinal.

Para serles de utilidad en este período, hay que evitar a toda costa darles clases magistrales de sexualidad. De eso ya se encargarán los profesionales oportunos. Se trata simplemente de acompañarles durante el proceso. Por ejemplo, aprovechar que nos cruzamos con una mujer embarazada para hablar de cómo se conciben los hijos o de qué es el ciclo menstrual. También puede ser útil hablarles de los cambios que sufren los adolescentes en las diferentes fases: "Es normal que te cambie la voz", "Poco a poco te saldrá vello en el pubis". Eso sí, lo que mejor transmite esta actitud abierta y natural es llamar a cada cosa por su nombre. Si al brazo lo llamamos *brazo*, al pene hemos de llamarle *pene*, evitando palabras sustitutivas.

Mostrar que estamos ahí, abiertos a responder (en la medida de nuestras capacidades) a cualquier pregunta, es la mejor actitud posible, ya que esto deja en manos del adolescente la libertad para plantear las cuestiones que necesite y cuando las necesite, dependiendo de cada fase de su desarrollo. Embutirles datos antes de que estén preparados para asimilarlos es tirar la información y agobiarles inútilmente.

Hagas lo que hagas, recuerda que no puedes no transmitir. El silencio habla, como dice el título del libro de E. Tolle. Gracias al aprendizaje vicario y a la imitación, procesos internos responsables de comentarios como "Este chico es igual que su padre", los adolescentes crearán sus conceptos mentales sobre la sexualidad a partir de lo que vivan en casa.

Durante las primeras fases de la adolescencia puede resultar de gran ayuda el hecho de dosificar los contenidos que reciben a través de los medios de comunicación. Recuerda que, como hemos visto anteriormente, les sobra información y les falta formación. Así que conviene evitar que se expongan a una dosis excesiva de datos.

Sin duda alguna, la labor fundamental de los padres consiste en compensar el déficit de educación afectivosexual existente haciendo fuerza en las asociaciones de padres y madres de alumnos para que se incluya esta materia en la educación secundaria obligatoria. Los padres han de tomarse en serio el papel de directores de orquesta de la educación de sus hijos, supervisando y exigiendo cuando sea necesario, para poder proporcionales una educación completa y de calidad.

*Recuerda: la mejor forma de ayudar a los hijos en su desarrollo sexual es acompañarles con naturalidad y mostrar disponibilidad.*

## 95 / 100

# ¿Y SI PREGUNTAN COSAS
# QUE NO SABEMOS CONTESTAR?

No saber cómo ayudar a los hijos a lo largo de su desarrollo sexual suele ser un temor habitual entre los padres. Desconocer la respuesta a ciertas preguntas del ámbito sexual puede ocasionar que ciertos padres eviten hablar del tema. No obstante, no hay por qué preocuparse. Si te preguntan cosas que te dejan con cara de sorpresa, lo mejor que puedes hacer es decirles: "No tengo claro cuál es la repuesta correcta a tu pregunta, así que lo mejor que podemos hacer es buscarla juntos". Esto forma parte de lo que te recomendábamos en el capítulo anterior: es francamente útil acompañarles en su descubrimiento sexual. Y si además esto nos permite aprender con ellos, mejor.

Una vez nos disponemos a buscar información con ellos, se plantea la siguiente pregunta: "¿Dónde encuentro información fiable?". Existen cientos de blogs y páginas web pertenecientes a asociaciones que promueven la salud sexual. Desde aquí invitamos a los padres a que previamente echen un vistazo a la oferta informativa que existe en la red. De esta manera, podrán cribar, utilizando su sentido común, aquellas páginas que les parezcan fiables y aquéllas que no.

Buscar información sexual para resolver dudas junto a los hijos es fantástico por varias razones:

1. *Da impresión de naturalidad.* Transmitimos una idea similar a ésta: "Si no sé algo sobre sexo, no pasa nada, busco herramientas fiables para informarme". De la misma forma que les ayudaríamos a encontrar información para su trabajo de historia, les ayudamos con sus dudas sexuales. Esto es acompañarles.

2. *Crea complicidad.* Al hacerlo de esta manera, evitamos los discursos sexuales tan aburridos para los hijos (a la vez que inútiles). Estamos facilitándoles la información que a ellos les interesa, por lo que

su nivel de atención será máximo. De este modo, al percibir que el tema sexual se puede abordar con naturalidad, el adolescente adquiere confianza en sus progenitores.

3. *Enseñamos un método*. Las personas no sólo tenemos dudas sobre sexualidad. Por tanto, enseñarles a buscar les ayuda con cualquiera de las cuestiones que puedan surgirles en el futuro. "El saber no ocupa lugar", y hoy en día tenemos mucha información a nuestra disposición que nos permite dejar de lado muchas de nuestras dudas.

4. *Los padres son conscientes de lo que sus hijos saben sobre sexualidad*. Al acompañarles en la resolución de sus incógnitas, los padres también son conscientes de la información sexual que manejan sus hijos. Y esto redunda en una mayor tranquilidad de los progenitores. Tengamos en cuenta que muchos padres tienen miedo por sus hijos al no saber hasta qué punto son ignorantes en el tema sexual y, por tanto, vulnerables.

Si, por el contrario, no nos fiamos de la información que tenemos a nuestra disposición y preferimos asegurarnos bien antes de compartirla con los hijos, podemos consultarlo con un experto en la materia. Recuerda que el sexólogo no es únicamente un profesional que se encarga de solucionar las disfunciones sexuales. De hecho, gran parte del trabajo de estos especialistas consiste en formar e informar a las personas haciendo divulgación sobre sexualidad. Mantener una conversación con uno de ellos (con o sin los hijos delante) puede ayudar a resolver muchas de las dudas y, sobre todo, a encontrar información fiable.

Para contactar con uno de estos profesionales, si no conoces ninguno de confianza, te recomendamos que acudas a alguna de las asociaciones de alcance nacional, donde encontrarás sexólogos especializados. A continuación te facilitamos dos de las más importantes:

– AEES (Asociación Española de Especialistas en Sexología)
– FESS (Federación Española de Sociedades de Sexología)

*Recuerda: si preguntan cosas que no sabemos contestar, mejor. Así tenemos la oportunidad de promover una actividad familiar de formación sexual útil para todos.*

## 96 / 100

# NUEVA TERMINOLOGÍA SEXUAL: *PETTING, SEXTING, CIBERBULLYING*: ¿QUÉ SIGNIFICAN?

Se denomina *petting* a toda aquella vivencia sexual de pareja que se realiza al margen de la penetración. La práctica de este juego sexual incluye todo tipo de estimulación, desde besos y caricias hasta masturbación y sexo oral, sin llegar al coito.

El *petting* constituye la vía de iniciación sexual por excelencia entre los jóvenes. Desde el punto de vista del desarrollo afectivosexual en estas primeras fases, el *petting* resulta útil por varios motivos:

1. Les ayuda a familiarizarse con las sensaciones de su propio cuerpo, aprendiendo algo tan importante como es detectar las zonas erógenas y las vías orgásmicas. Todo esto forma parte del proceso de autoconocimiento sexual, algo fundamental para su vida sexual futura.

2. Constituye la evolución natural del despertar sexual. Si en un principio la masturbación individual es la vía de acceso a la experiencia íntima, el *petting* permite las primeras experiencias compartidas en pareja. Tras pasar por la fase de *petting*, los adolescentes están mejor preparados para abordar el coito en el futuro.

3. Es una práctica sexual de bajo riesgo, ya que evita los embarazos no deseados y la mayoría de las enfermedades de transmisión sexual.

Por su parte, el *sexting* es un neologismo inglés formado por los términos *sex* y *texting*, y hace referencia al intercambio de contenido sexual a través de la red. A día de hoy, los adolescentes cuentan con un gran número de herramientas sociales que les permiten mantener una conexión constante entre ellos. Sabemos que es muy propio de esta fase separarse de los padres y buscar la unión con los iguales, como forma de reivindicación personal y de independencia. Si a esto le sumamos la potencia hormonal del despertar sexual, no es de extrañar que los adolescentes sean unos grandes consumidores de contenido eroticosexual a través de la red. Si el *petting* constituye la iniciación sexual real, el *sexting* es el desarrollo del flirteo y del erotismo virtual. De este modo, los adolescentes intercambian fotos personales, conversaciones subidas de tono, información sexual (muchas veces de dudosas fuentes), contenidos de los medios de comunicación, etc.

El mundo virtual en el que se mueven los adolescentes es tan vasto que conviene que exista una supervisión de los padres hasta que cumplen, al menos, los 13 o los 14 años. El motivo principal de esta necesidad de control parental es que, a estas edades, los adolescentes aún no están preparados para determinar qué es apropiado de todo lo que ven, leen o comparten y qué puede acarrearles consecuencias negativas.

El 60% de los chicos y las chicas españoles de entre 14 y 17 años reconocen haber contactado con personas desconocidas a través de las redes sociales. Su ímpetu por socializarse e interactuar les puede llevar a ponerse en situación de cierto riesgo. Y si a esto le añadimos la intensidad sexual propia de esta fase, la información compartida a través de las redes sociales puede derivar en una herramienta de extorsión si cae en manos de delincuentes. Al acoso a través de la red se le conoce como *ciberbullying*. Conviene hacer entender a los jóvenes la importancia de no compartir contenidos íntimos a través de las redes sociales. Es más, no deberían mantener contacto *online* con personas a las que no conozcan personalmente.

El mundo virtual despliega un enorme abanico de estímulos atractivos para la sexualidad adolescente. No en vano, el 78% de los adolescentes de entre 12 y 17 años asegura poseer un perfil en las redes sociales. Ante esta nueva realidad, que incrementa exponencialmente la información sexual disponible, se hace aún más necesaria la colaboración entre padres, profesores y sexólogos a la hora de evitar riesgos.

*Recuerda: el impulso de los adolescentes es explorar y descubrir, y la responsabilidad de los padres es favorecer este proceso al mismo tiempo que controlar y prevenir.*

# 97 / 100

## ¿CÓMO PREVENIR EL ABUSO Y LOS MALOS TRATOS?

La prevención de los abusos y los malos tratos a menores es un asunto que preocupa mucho a padres y profesionales de la salud y la educación. Si queremos que estén bien protegidos frente a estas dramáticas vivencias, debemos transmitirles, desde la más tierna infancia, dos recursos clave.

*1. Transmitir los conceptos de* privacidad *e* intimidad

Nuestro cuerpo y nuestros genitales pertenecen a la esfera íntima y privada, nadie tiene derecho a tocarlos sin nuestro consentimiento. Esta información tan básica para los adultos debe ser transmitida a los niños en la infancia, ya que se convierte en uno de los límites más útiles para los niños, al actuar como protector frente a los abusos. ¿Cómo podemos enseñarles estos conceptos tan importantes cuando son demasiado pequeños para hablar del tema? Tendremos que utilizar las experiencias y los ejemplos de conductas cotidianas para que lo aprendan. Elegiremos dos conductas muy sencillas a modo de ejemplo. La primera es la que hace referencia a la micción y la defecación. A medida que el niño va ganando autonomía de movimientos, conviene que se acostumbre a hacer sus necesidades de forma independiente, en el baño y con la puerta entornada. Los padres tomarán una actitud vigilante, y con esto estaremos enseñando lo que es una conducta íntima y privada que implica a sus genitales.

Otra de las conductas que ayudan al niño a entender estas ideas es el hecho de regular la convivencia con la desnudez de los padres. Llegados a la edad de 3-4 años, hay que separar progresivamente a los hijos de las situaciones en las que los padres estén desnudos como pareja. El hecho de que los padres vivan en privado su desnudez y los niños sientan que no tienen acceso constituye un ejemplo de límite para el niño. También será útil cortar los intentos de tocar las partes íntimas de los padres. Verbalizando frases como: "Eso no se toca, cariño, que es una parte íntima de mamá" provocamos un mecanismo educativo de frustración que se registra en la mente del niño de una forma similar a: "Si no puedo tocar los genitales a mis padres, tampoco puedo tocar a los demás, ni pueden tocarme a mí". La idea de que su propia sexualidad ha de ser respetada pasa necesariamente en primer lugar por el aprendizaje del respeto a la privacidad y la intimidad de sus padres.

2. *La cercanía y la comunicación*

En la más tierna infancia, la protección frente al abuso requiere fundamentalmente el ejemplo y las conductas en casa para aprender lo que es la intimidad. A medida que el niño desarrolla su capacidad de razonamiento y comunicación, podremos actuar de forma verbalizada. La cercanía y la comunicación entre padres e hijos ha surgido de manera reiterada a lo largo de este libro. Comunicarse bien con ellos ayuda a conocer a los hijos y a detectar cómo están. En este asunto, las madres suelen llevar ventaja gracias a su instinto maternal, y son capaces de percibir cómo se encuentra su hijo sólo con mirarlo. Si existe una comunicación fluida en casa, ellos se sentirán cómodos al hablar de cualquier cosa y a los padres les será más fácil ayudarles.

*Recuerda: para prevenir abusos, lo primero es enseñar al niño los conceptos de intimidad y privacidad en casa. A medida que se desarrollen, podremos completarlo con información explícita sobre autoprotección. Y todo ello deberá ser abordado desde una posición de supervisión y vigilancia del estado general del niño y de sus posibles cambios repentinos que permita detectar cualquier posible problema.*

# 98 / 100

## ¿QUÉ HAY QUE SABER SOBRE LAS ENFERMEDADES DE TRANSMISIÓN SEXUAL?

Como su nombre indica, las enfermedades de transmisión sexual (ETS) son aquéllas que se transmiten a través de las relaciones íntimas. Se producen no sólo a consecuencia de la práctica de la penetración vaginal o anal, sino también a consecuencia del sexo oral o del simple rozamiento genital.

Las ETS pueden ser causadas por bacterias, virus, hongos o parásitos. Afectan a hombres y a mujeres de cualquier edad y algunas de ellas pueden transmitirse a los hijos durante el embarazo.

ETS causadas por virus:

– VIH o sida, convertida hoy en día en una enfermedad crónica gracias a los avances de la ciencia, pero hace dos décadas era mortal de necesidad. Recuerda que no es lo mismo ser portador del VIH o tener anticuerpos que desarrollar la enfermedad.

– Hepatitis B, infección hepática asintomática durante unos años, hasta que poco a poco empieza a dañar el hígado y a alterar su función.

– Infección por el virus del papiloma humano. Existen muchos subtipos de este virus, algunos producirán verrugas genitales y otros, en el peor de los casos, cáncer de cuello uterino. Los hombres son portadores asintomáticos de la variedad que produce el cáncer.

– Infección por virus del herpes simple genital. Aunque no es grave, puede llegar a ser muy molesto. Existe tratamiento para acortar las molestias, que aparecen en forma de brotes que generan dolorosas ampollas.

ETS causadas por bacterias:

– Infección gonocócica o gonorrea e infección por clamidia. Se manifiestan inicialmente con secreciones uretrales y molestias al orinar. Si no se pone remedio, pueden generar infecciones más severas.

– Sífilis. Tiene varias fases: la inicial cursa como una pequeña úlcera indolora a nivel genital y, aunque no se trate, se cura aparentemente. Transcurrido cierto tiempo, pueden aparecer ciertas manchas generalizadas que también terminan por desaparecer. Si no se pone remedio, las siguientes fases van siendo cada vez más complejas, ya que pueden dañar el corazón y el sistema nervioso. Es una infección de fácil tratamiento en las primeras fases.

ETS causadas por parásitos y hongos:

– Tricomonas y cándidas. Estas dos no se transmiten únicamente por contacto sexual. Suelen identificarse por los cambios que provocan en las secreciones genitales. Por suerte, tienen un tratamiento rápido.

– Infección por ladillas, parásitos que se transmites por el simple rozamiento y que se desarrollan en los folículos del vello púbico.

El objetivo de esta lista no es el de abrumarte o meterte el miedo en el cuerpo. Nuestra única intención es que te cuides y te protejas. De paso, queremos evitar un error sexual todavía muy común a la hora de elegir pareja: fijarnos en su aspecto exterior como única señal de salud sexual. El aspecto físico no dice nada sobre la presencia o no de ETS en la persona que tenemos delante. Por eso, el uso de métodos anticonceptivos de barrera en parejas esporádicas es indispensable. Si a esto le añadimos la desinhibición producida por el consumo de alcohol, estaríamos jugando a la ruleta con nuestra salud. En estos casos, arrepentirse al día siguiente no sirve para nada.

Así que, si detectas lesiones o cambios en las secreciones genitales, olores o picores intensos, no dudes en consultar con tu médico de cabecera. Recuerda que la rapidez de la acción terapéutica es muy importante para atajar las consecuencias de las infecciones. En lo que a ETS se refiere, conocer bien nuestro cuerpo tiene una utilidad extra: nos permite detectar rápidamente cuándo algo no funciona del todo bien.

*Recuerda: la mejor herramienta es la protección, pero si se produce un contagio sexual, no lo dejes pasar y pide ayuda inmediatamente.*

# 99 / 100

## ¿QUÉ HAY QUE SABER SOBRE LOS MÉTODOS ANTICONCEPTIVOS?

Existen diversas formas de protección frente a los embarazos no deseados, cada una con sus indicaciones y particularidades. Para poder orientar a los hijos, hemos de tener claro con qué métodos contamos:

— *Métodos de barrera*

Éstos actúan como una traba física frente a los espermatozoides, impidiéndoles el paso. El preservativo masculino y el femenino son los más conocidos. De hecho, son los únicos que, además de su efecto anticonceptivo, protegen también de las enfermedades de transmisión sexual (ETS). Los preservativos deben utilizarse desde el inicio de la relación, ya que las ETS no se transmiten únicamente durante la eyaculación, sino desde el momento en que entran en contacto las mucosas genitales.

Otro método de barrera es el diafragma, un capuchón que se introduce en el fondo de la vagina a la vez que se aplica una crema espermicida. El diafragma actúa como barrera y la crema disminuye la movilidad y elimina un elevado porcentaje de los espermatozoides. Este método anticonceptivo (MAC) únicamente protege frente a algunas ETS, como la infección gonocócica o la clamidia, pero no frente al VIH.

— *Métodos no de barrera*

Éstos actúan como MAC, eficaces gracias a su acción hormonal, pero sin embargo no nos protegen frente a las ETS. La píldora anticonceptiva es el método más conocido de este grupo. El objetivo principal de los MAC hormonales es evitar la ovulación, lo cual a su vez imposibilita la fecundación. Por su parte, el anillo vaginal se coloca cada 3 semanas en la vagina y durante este tiempo libera una dosis hormonal algo inferior a la de la píldora. Este MAC tiene cada vez más aceptación por su comodidad y sus bajos efectos secundarios. Los parches son adhesivos hormonales que se colocan en la piel de nalgas, vientre o brazos. En cada ciclo se utilizan sólo tres parches, uno durante cada semana excepto la última. Dentro de los MAC hormonales encontramos también inyecciones anticonceptivas trimestrales e incluso implantes subcutáneos cuyo efecto protector tiene una duración de tres años.

El DIU (dispositivo intrauterino), como su nombre indica, se coloca dentro del útero. Puede contener o no hormonas en su composición. Está ideado para permanecer durante años en su sitio antes de retirarlo. Habitualmente es un método indicado para mujeres que ya hayan dado a luz, ya que es más fácil su introducción cuando el cuello del útero está más abierto. No obstante, también existen modelos específicos para quien no haya dado a luz todavía.

La ligadura de trompas en la mujer implica una intervención quirúrgica cuyo objetivo es bloquear el paso de los óvulos a través de las trompas de Falopio. También existe la ligadura de conductos deferentes en el varón, más conocida como *vasectomía*, cuya finalidad es impedir que los espermatozoides accedan al líquido seminal.

– *Métodos naturales*

Mediante el método del moco cervical se observan las modificaciones de esta secreción genital a lo largo de las fases del ciclo menstrual. Al conocer estos cambios, la mujer puede detectar cuándo se encuentra en la fase de ovulación y, por tanto, de mayor riesgo. En esta línea, el método sintotérmico tiene en cuenta también los cambios en la temperatura corporal característicos de cada fase del ciclo.

El método Ogino implica contar "a ojo" los días del ciclo, evitando las relaciones con penetración durante los días periovulatorios. Además de ser algo complicado si el ciclo es irregular, habrá que tener en cuenta el hecho de que los espermatozoides pueden sobrevivir durante cinco días en los genitales femeninos.

La marcha atrás o *coitus interruptus*, es decir, interrumpir la penetración justo antes de la eyaculación, constituye una práctica de riesgo, ya que previamente al orgasmo se emite líquido preseminal que contiene esperma suficiente como para fecundar.

Ante tal oferta y variedad, no hay que abrumarse, ya que la recomendación de MAC en adolescentes se limita únicamente a los métodos de barrera, los más completos, sencillos y efectivos. En ciertos casos, los métodos hormonales también pueden estar indicados. Eso sí, no dudes en consultar al ginecólogo para que te ayude.

*Recuerda: es importante conocer los diferentes MAC para tener claro cuál es el más oportuno en cada momento vital.*

# 100 / 100

## ¿EXISTEN LOS DERECHOS SEXUALES UNIVERSALES?

Efectivamente. En 1948, tras infinidad de sufrimiento humano y dos guerras mundiales, la sociedad mundial se otorgó la carta de los Derechos Humanos Universales. Cuarenta y nueve años más tarde, en 1997, le tocó el turno a otro de los aspectos humanos más importantes e históricamente menos respetados: la sexualidad.

Durante el XIII Congreso Mundial de Sexología celebrado en Valencia en 1997, expertos de todo el mundo redactaron la Carta Universal de los Derechos Sexuales. Esta declaración fue aprobada dos años más tarde en el XIV Congreso Mundial de Sexología celebrado en Hong Kong.

¿Cuáles son estos Derechos Sexuales Universales?

*1. Derecho a la libertad sexual.* Garantizando la libre expresión de la sexualidad y excluyendo cualquier tipo de coerción y abuso.

*2. Derecho a la autonomía, integridad y seguridad sexual del cuerpo.* Hace referencia a la capacidad de tomar decisiones autónomas sobre la propia vida sexual, desde un contexto de respeto a la propia ética individual y social. También propugna el disfrute sexual dejando al margen cualquier abuso.

*3. Derecho a la privacidad sexual.* Respeto de la intimidad individual.

*4. Derecho a la equidad sexual.* Este derecho se opone a cualquier forma de discriminación sexual relacionada con el sexo, género, orientación sexual, edad, raza, clase social, religión o limitación física o psíquica.

*5. Derecho al placer sexual.* De hecho, se considera el placer sexual, incluyendo el autoerotismo, como una fuente de bienestar físico y psicológico.

*6. Derecho a la expresión sexual emocional.* El individuo también tiene derecho a expresar su sexualidad a través de la comunicación, el contacto, la expresión emocional y el amor.

7. *Derecho a la libre asociación sexual.* Lo cual implica libertad para casarse, divorciarse y unirse en vínculo afectivosexual.

8. *Derecho a tomar decisiones reproductivas libres y responsables.* Implica la plena capacidad de decisión sobre la descendencia y el acceso a métodos de regulación de la fertilidad y de anticoncepción.

9. *Derecho a la información sexual basada en el conocimiento científico.* La información sexual puesta a disposición de la población debe ser generada a través de un proceso científico libre de presiones ideológicas o políticas. Además, ésta debe llegar de igual forma a todos los sectores sociales.

10. *Derecho a la educación sexual comprensiva.* Es un proceso que debería involucrar a todos los estamentos educativos.

11. *Derecho a la atención clínica de la salud sexual.* Fácilmente disponible para la prevención y el tratamiento de problemas y preocupaciones sexuales.

Como podemos comprobar a través de la lectura de estos once puntos, nuestra sociedad ha avanzado enormemente en las últimas décadas en el cumplimiento de los derechos mencionados. Somos una sociedad mayoritariamente respetuosa y abierta, pero, no obstante, seguimos arrastrando ciertos déficits.

Lamentablemente, padecemos todavía la lacra de la violencia de género, que implica el empleo de la fuerza y el abuso contra las mujeres por parte de ciertos hombres. Aún queda mucho esfuerzo cultural para poder erradicar este problema. Algo que nos puede ayudar a conseguir este objetivo será el día en que por fin superemos el mayor de nuestros déficits: la falta de cumplimiento del décimo derecho. Todavía no contamos, ni de lejos, con una educación afectivosexual de calidad que prepare a los individuos para la vivencia de un asunto tan importante en sus vidas. Como ya hemos dicho, la educación sexual no sólo consiste en proteger frente a las enfermedades de transmisión sexual y los embarazos no deseados, es mucho más. Así que, como sociedad, aún tenemos trabajo por delante para garantizar la totalidad de los derechos sexuales.

*Recuerda: los Derechos Sexuales Universales son nuestros derechos. Debemos exigir su respeto y su cumplimiento.*

3/19 ① 3/19.